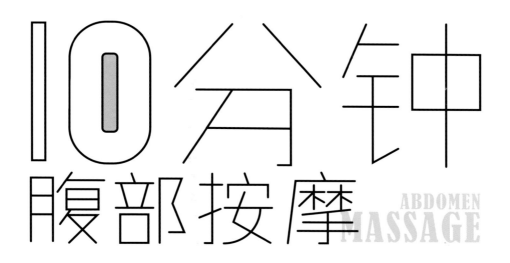

10分钟
腹部按摩
ABDOMEN
MASSAGE

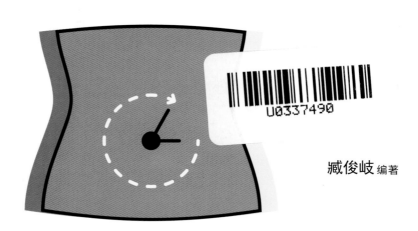

U0337490

臧俊岐 编著

调腑脏 强体魄

陕西新华出版传媒集团

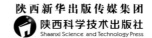
陕西科学技术出版社
Shaanxi Science and Technology Press

图书在版编目（CIP）数据

10分钟腹部按摩，调腑脏，强体魄/臧俊岐编著.
—西安：陕西科学技术出版社，2017.7
ISBN 978-7-5369-6970-4

Ⅰ.①1… Ⅱ.①臧… Ⅲ.①腹—按摩疗法（中医）—
基本知识Ⅳ.①R244.1

中国版本图书馆CIP数据核字(2017)第081920号

10分钟腹部按摩，调腑脏，强体魄

10FENZHONG FUBU ANMO，TIAO FUZANG，QIANG TIPO

出 版 者	陕西新华出版传媒集团　陕西科学技术出版社
	西安北大街131号　邮编　710003
	电话（029）87211894　传真（029）87218236
	http://www.snstp.com
发 行 者	陕西新华出版传媒集团　陕西科学技术出版社
	电话（029）87212206　87260001
总 策 划	宋宇虎
责任编辑	付　琨　孙雨来
文案统筹	深圳市金版文化发展股份有限公司
摄影摄像	深圳市金版文化发展股份有限公司
印　　刷	深圳市雅佳图印刷有限公司
开　　本	723mm×1020mm　16开
印　　张	12
字　　数	150千字
版　　次	2017年7月第1版
	2017年7月第1次印刷
书　　号	ISBN 978-7-5369-6970-4
定　　价	36.80元

Preface 序言

　　如今的社会，生活的步伐紧凑而急促，很多人由于工作、生活压力大，经常受忧虑、焦躁等负面情绪困扰，生活作息的不正常、饮食的不规律、活动量的减少、新陈代谢的缓慢，让身体处在了亚健康状态。也许你会因为肚子上的肚腩肉而烦恼，也许你会因为消化不良而丧失了对美食的追求，也许你会因为半夜失眠而在睡床上辗转反侧，也许你还会因为孩子肠胃不好、拉肚子而担心……面对这样的状况，我们该如何是好呢？

　　其实除了生活方式的调整：规律的作息、健康的饮食、适度的运动、平和的心态，我们还可以通过腹部的按摩来调理身体状况。腹部按摩是一种古老又简单的按摩保健方法，不仅可以调节胃肠道的蠕动功能，防止消化功能失调，而且对多种疾病如高血压、冠心病、糖尿病、肾炎、胃下垂、便秘、遗精等都有辅助治疗作用，是治疗内脏疾病、调理亚健康状态及养生保健的绿色健康疗法。

　　在进行腹部按摩之前，我们所需要做的就是腹诊。腹诊是通过诊察腹部的外在表现，判断内在脏腑、经脉、气血津液等方面的病理变化，为疾病的辨证分析提供依据。

　　腹诊与腹部按摩的结合应用，让治疗目标明确，方法简单易学。《10分钟腹部按摩，调脏腑，强体魄》这本书集科学性、实用性、通俗性和可操作性为一体，详细解答了腹部的作用、操作手法、注意事项、保健效果和治疗作用，是一本适合全家人的健康保健读物。

　　一天只要抽出10分钟，让健康随手可得！

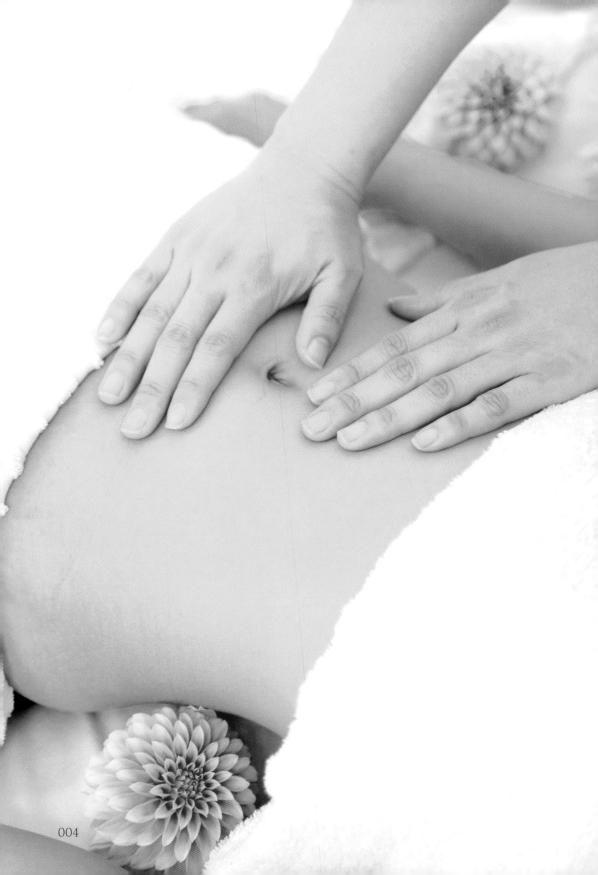

CONTENTS 目录

第1章 深入"腹地"——了解藏在肚子里的秘密

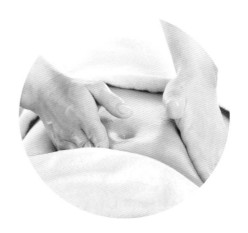

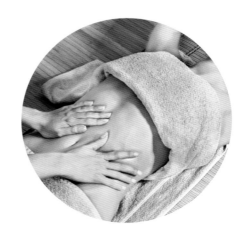

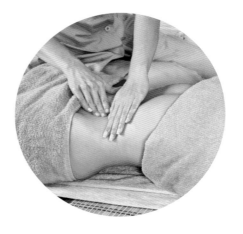

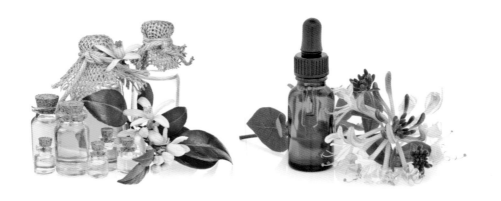

第 **2** 章 遵循七大原则，让腹部回归健康

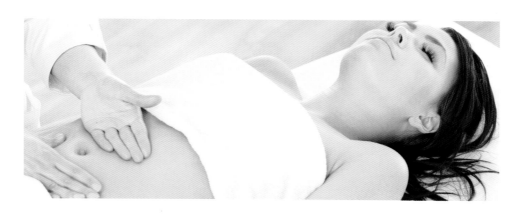

第3章 腹部按摩，"腹作用"帮您养好五脏六腑

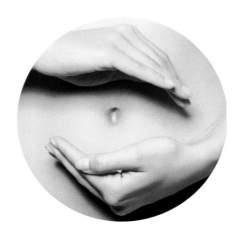

第**4**章 腹部小按摩，全身大保健

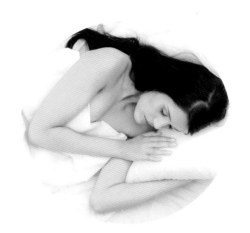

第**5**章 常见疾病的腹部按摩疗法

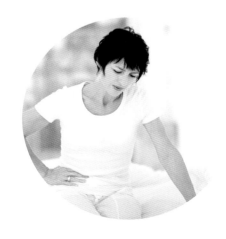

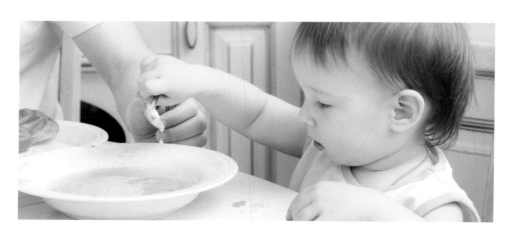

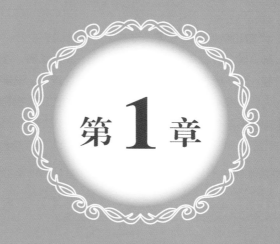

第**1**章

深入"腹地"——了解藏在肚子里的秘密

从中医角度来说，我们的腹部为"五脏六腑之宫城，阴阳气血之发源"，也就是说，身体健不健康，通过腹部就可以表现出来。五脏六腑的健康与腹部乃至全身的健康息息相关，该如何利用腹部祛除疾病，维持人体健康呢？翻开本章，它将告诉你答案。

腹部内外结构面面观

腹部与五脏六腑的亲密关系

脏腑分为五脏、六腑和奇恒之腑三类，五脏是生命活动的中心，六腑和奇恒之腑均隶属于五脏。心、肺、脾、肝、肾合称"五脏"，胆、胃、大肠、小肠、膀胱、三焦合称"六腑"，脑、髓、骨、脉、胆、女子胞合称"奇恒之腑"。脏腑中的绝大部分器官组织均位于腹腔之内，一些不在腹腔内的器官也与腹腔内的器官有密切的联系。例如心位于胸中，得养于脾胃，与小肠相表里，因此通过经别向下络于小肠，与小肠构成表里相合；肺的经脉却起于中焦，向下通过横膈络于大肠，与大肠构成表里相合。

此外，每一个脏腑都有一个相应的募穴，募穴是脏腑之气结聚的地方。脏腑的募穴大多集中在腹部，故又称"腹募"。由于募穴与脏腑的部位更接近，所以脏腑有邪多反映于募穴，募穴为审查证候及诊断、治疗疾病的重要部位。

肚子上的"养生经"

经络相贯，遍布全身，形成一个纵横交错的联络网，通过有规律的循行和复杂的联络交会，组成了经络系统，把人体五脏六腑、肢体官窍及皮肉筋骨等组织紧密地联结成统一的有机整体，从而保证了人体生命活动的正常进行。所以说，经络是运行气血，联络脏腑肢节，沟通内外上下，调节人体功能的一种特

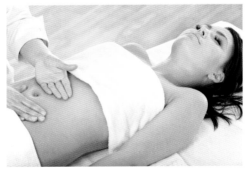

殊的通路系统。在这个网络系统中，脏腑是产生气血的系统，经脉是运行气血的主要通道。

人体的很多重要经脉是通过腹部传输到各个部位。十二经脉中的足少阴肾经、足阳明胃经、足太阴脾经、足厥阴肝经等贯穿于胸腹部。奇经八脉中的冲脉、任脉亦同步于少腹胞中，带脉缠腹束腰，横行腹部。十二经别则进入体腔，循行于胸腹，经过相为表里的脏腑，加强了脏腑的表里联系，同时也加强了高居于胸腔内的心肺与腹腔的联系。

从肚脐出发，探寻脏腑的神奇力量

丹田帮您藏元气、养性命

丹田原是道教内丹派修炼精气神的术语。《东医宝鉴》中说道："脑为髓海，上丹田；心为绛火，中丹田；脐下三寸为下丹田。下丹田，藏精之府也；中丹田，藏气之府也；上丹田，藏神之府也。"但现在已被各门各派气功或运气方法（如唱歌及说话用丹田气，可减小声带受损机会），广为引用。上丹田为性根，下丹田为命蒂（肚脐）。古人称精、气、神为三宝，视丹田为贮藏精气神的所在，因此很重视丹田，把它看做是"性命之根本"。

在本书中，腹部治病所指的丹田乃下丹田，即肚脐处。

可以说，先天和后天之间也就是脐带剪前和剪后的过渡，但很明显的是，先天经络是围绕着肚脐这个原点铺开的，后天经络则是沿着四肢去走的。每个人出生之前，这些经络并不是那么完备，那我们最早的"能量通道"在哪儿？在胎儿时期，我们的气血从哪儿来？答案是脐带！

胎儿最初所需要的能量和营养，甚至排泄功能，都必须要通过脐带和胎盘的连接来获得。自然地，脐带一定要有自己的一套完整系统，在胎儿周身形成一个庞大的网络，才能将从外界（母体）吸收进来的营养，均匀地散布到身体各个组织、器官，滋养生命。

当脐带剪断之后，除了先天传承下来的很有限的一部分元气、气血之外，全要靠脾胃这个"后天之本"从食物当中来提取、化生，通过经络这条"能量通道"输送到全身各个地方，维持各处的正常机能和健康状态。

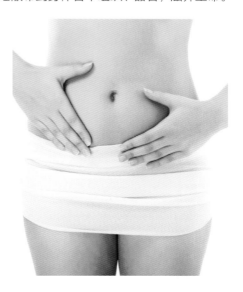

人体的强弱、生死存亡，全赖丹田元气之盛衰。因此，养生家都很重视保养丹田元气。丹田元气充实旺盛，就能够调动人体潜力，使真气能在全身循环运行。意守丹田，就能够调节阴阳，沟通心肾，使真气充实，通畅八脉，恢复先天之生理机能，延长人体的寿命。

五脏"藏精气"，六腑"传化物"

五脏的主要功能是"藏精气"，即生化和储藏精、气、血、津液、神，所以说："五脏者，藏精气而不泻也，故满而不能实。"（《素问·五脏别论》）满，指精气盈满；实，指水谷充实。满而不能实，就是说五脏贮藏的都是精气，而不是水谷或废料；六腑的主要功能是"传化物"，即受纳和腐熟水谷，传化和排泄糟粕，主 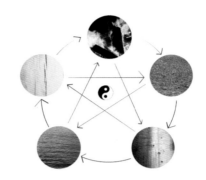 要是对饮食物起消化、吸收、输送、排泄的作用，所以说："六腑，传化物而不藏，故实而不能满也。"（《素问·五脏别论》）六腑传导、消化饮食物，经常充盈水谷，而不贮藏精气。因传化不藏，故虽有积实而不能充满。

但应指出，所谓五脏主藏精气，六腑传化糟粕，仅是相对地指出脏和腑各有所主而已。实际上，五脏中亦有浊气，六腑中亦有精气，脏中的浊气，由腑输泻而出，腑中的精气，输于脏而藏之。

■ 心的生理功能

 心主血脉

心有主管血脉和推动血液循行于脉中的作用，包括主血和主脉两个方面。血就是血液。脉，即是脉管，又称经脉，为血之府，是血液运行的通道。心脏不停地搏动，推动血液在全身脉管中循环无端，周流不息，成为血液循环的动力。

 心主神志

在正常情况下，神明之心接受和反映客观外界事物，进行精神、意识、思维活动，即是心具有接受和处理外来信息的作用；神明之心为人体生命活动的主宰，五脏六腑必须在心的统一指挥下，才能进行统一协调的正常的生命活动。

■ 肺的生理功能

1 肺主气，主宣肃

肺主气指肺吸入自然界的清气，呼出体内的浊气，并有主持、调节全身各脏腑之气的作用；肺主宣发指肺吸清呼浊、向外输布津液精微、宣发卫气，主肃降指肺吸入清气、向下输布津液精微、通调水道、保持呼吸道洁净。

2 肺主行水，主治节

肺主行水是指肺的宣发和肃降对体内水液输布、运行和排泄的疏通和调节作用；治节，即治理调节，是指肺辅助心脏治理调节全身气、血、津液及脏腑生理功能的作用。

■ 脾的生理功能

1 脾主运化

运，即转运输送，化，即消化吸收，指脾具有将水谷化为精微，并将精微物质转输至全身各脏腑组织的功能，包括运化水谷、运化水湿。

2 脾主生血统血

脾主生血，指脾有生血的功能。统血，统是统摄、控制的意思，脾主统血，指脾具有统摄血液，使之在经脉中运行而不溢于脉外的功能。

3 脾主升清

升，指上升和输布；清，指精微物质。脾主升清是指脾具有将水谷精微等营养物质，吸收并上输于心、肺、头目，再通过心肺的作用化生气血，以营养全身，并维持人体内脏位置相对恒定的作用。

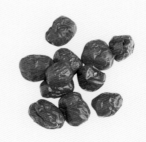

■ 肝的生理功能

1 肝主疏泄

肝具有疏通、舒畅、条达以保持全身气机疏通畅达，通而不滞，散而不郁的作用，体现在调畅气机、调节精神情志、促进消化吸收、维持气血运行、调节水液代谢、调理冲任、调节精室。

2 肝藏血生血

肝藏血是指肝脏具有贮藏血液、防止出血和调节血量的功能，故有"肝主血海"之称；肝主生血是指肝有参与血液生成的作用，《素问·六节脏象论》有云："肝……其充在筋，以生血气"。

■ 肾的生理功能

1 肾藏精

肾具有贮存、封藏人身精气的作用。肾中精气不仅能促进机体的生长、发育和繁殖，而且还能参与血液的生成，提高机体的抗病能力。

2 肾主水液

肾主水液，从广义来讲，是指肾为水脏，泛指肾具有藏精和调节水液的作用。从狭义而言，是指肾主持和调节人体水液代谢的功能。

3 肾主纳气

纳，固摄、受纳的意思。肾主纳气，是指肾有摄纳肺吸入之气而调节呼吸的作用。人体的呼吸运动，虽为肺所主，但吸入之气，必须下归于肾，由肾气为之摄纳，呼吸才能通畅、调匀。

4 肾主一身阴阳

肾阴，又称元阴，为人体阴液的根本，对机体各脏腑组织起着滋养、濡润作用；肾阳，又称元阳，为人体阳气的根本，对机体各脏腑组织起着推动、温煦作用。肾阴肾阳为脏腑阴阳之本。

■ 胆的生理功能

 贮藏和排泄胆汁

胆汁是由肝脏分泌出来的，然后进入胆腑贮藏、浓缩之，并通过胆的疏泄作用而入于小肠。

 调节脏腑气机

胆合于肝，助肝疏泄，以调畅气机，则内而脏腑，外而肌肉，升降出入，纵横往来，并行不悖，维持脏腑之间的协调平衡。

■ 胃的生理功能

 主受纳水谷

胃接受和容纳水谷的作用。饮食入口，经过食道，容纳并暂存于胃腑，这一过程称之为受纳，故称胃为"太仓""水谷之海"。

 主腐熟水谷

腐熟是指饮食物经过胃的初步消化，形成食糜的过程。胃主腐熟是指胃具有将食物消化为食糜的作用。

■ 小肠的生理功能

 主受盛化物

一指小肠承受了由胃腑下移的初步消化的饮食物；二指经胃初步消化的饮食物，必须由小肠对其进一步消化和吸收。

 主分清泌浊

分清指将饮食物中的精华进行吸收，再通过脾输布全身；别浊指将饮食物的糟粕，传到大肠、肾，形成粪便、尿液，排出体外。

■ 大肠的生理功能

1 传导糟粕

大肠主传导是指大肠接受小肠下移的饮食残渣，使之形成粪便，经肛门排出体外的作用。

2 吸收津液

大肠接受饮食物残渣和剩余水分之后，将部分水液重新再吸收，使残渣糟粕形成粪便而排出。

■ 膀胱的生理功能

1 贮存尿液

人体津液被人体利用之后，"津液之余"者，下归于肾，经肾的气化，升清降浊，清者回流体内，浊者下输膀胱，变成尿液。

2 排泄小便

尿液贮存于膀胱，达到一定容量时，通过肾的气化作用，使膀胱开合适度，则尿液可及时地排出体外。

■ 三焦的生理功能

1 通行元气

元气是人体最根本的气，根源于肾，由先天之精所化，赖后天之精以养，为人体生命活动的原动力，通过三焦而输布到五脏六腑，充沛于全身，以激发、推动各个脏腑组织的功能活动。

2 疏通水道

三焦能调控体内整个水液代谢过程。上焦之肺，宣发肃降而通调水道；中焦之脾胃，运化并输布津液于肺；下焦之肾、膀胱，使水液上归于脾肺，再参与体内代谢，下形成尿液排出体外。

"五神脏"调节人体神志活动

　　人的神志活动主要包括五神（即神、魂、魄、意、志）和五志（即喜、怒、思、悲、恐）两个方面；另有"七情说"认为，人的情志有7种（喜、怒、忧、思、悲、恐、惊），但悲与忧，情感相似，可以相合；惊亦有恐惧之意，故惊可归于恐。

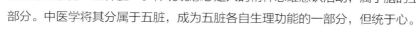

　　心藏神、肺藏魄、肝藏魂、脾藏意、肾藏志，所以称五脏为"五神脏"。神魂魄意志是人的精神思维意识活动，属于脑的生理活动的一部分。中医学将其分属于五脏，成为五脏各自生理功能的一部分，但统于心。

■ 心藏神，在志为喜

● 心藏神：心统领和主宰精神、意识、思维、情志等活动。魂、魄、意、志四神以及喜、怒、思、悲、恐五志，均属心神所主。

● 心在志为喜：心的生理功能与情志活动的"喜"有关。喜，对外界信息的反应，一般属于良性反应。适当的喜乐，能使血气调和，营卫通利，心情舒畅，有益于心的生理活动。

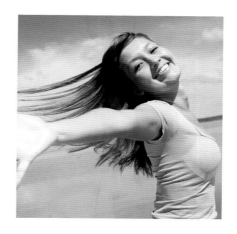

■ 肺藏魄，在志为悲

● 肺藏魄："魄"是不受内在意识支配而产生的一种能动作用表现，属于人体本能的感觉和动作，即无意识活动，魄与生俱来，为先天所获得，而藏于肺。

● 肺在志为悲：伤悲是属于非良性刺激的情志活动，尤其是在过度悲伤的情况下，往往会损伤机体正常的生理活动，伤悲对人体的影响，主要是损耗人体之气。因肺主气，所以伤悲过度极易于伤肺。

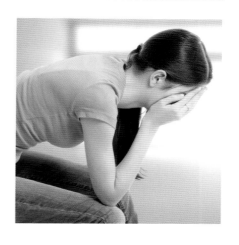

■ 肝藏魂，在志为怒

● 肝藏魂：魂，一是指能伴随心神活动而作出较快反应的思维意识活动，二是指梦幻活动。肝主疏泄及藏血，肝气调畅，藏血充足，魂随神往，魂的功能便可正常发挥。

● 肝在志为怒：怒是人们在情绪激动时的一种情志变化。一般说来，当怒则怒，怒而有节，未必为害。若怒而无节，则它对于机体的生理活动是属于一种不良的刺激。肝为刚脏，主疏泄，其气主动主升。故肝的生理病理与怒有密切关系。

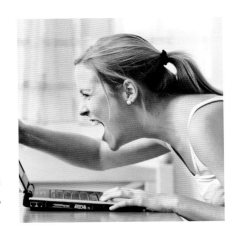

■ 脾藏意，在志为思

● 脾藏意："意"就是将从外界获得的知识经过思维取舍，保留下来形成回忆的印象。脾与意念有关，脾气健运，化源充足，气血充盈，髓海得养，即表现出思路清晰，意念丰富，记忆力强。

● 脾在志为思：正常的思考问题，对机体的生理活动并无不良的影响，但在思虑过度、所思不遂等情况下，就能影响机体的正常生理活动。脾气健运，化源充足，气血旺盛，则思虑、思考等心理活动正常。

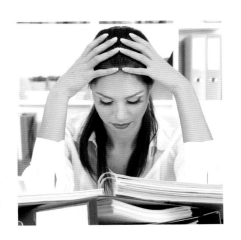

■ 肾藏志，在志为恐

● 肾藏志："志"为志向、意志。志有专志不移的意思。肾精生髓，上充于脑，髓海满盈，则精神充沛，志的思维意识活动亦正常。若髓海不足，志无所藏，则精神疲惫，头晕健忘，志向难以坚持。

● 肾在志为恐：恐，即恐惧、胆怯，是人们对事物惧怕时的一种精神状态，它对机体的生理活动能产生不良的刺激。过度的恐惧，有时可使肾气不固，气泄于下，导致二便失禁。

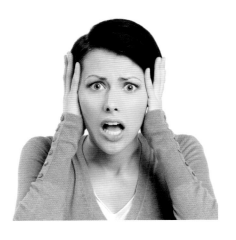

经过腹部的重要经穴能为您做什么？

任脉——调节一身之阴血

■ 循行部位

任脉起于胞中，下出于会阴，经阴阜，沿腹部正中线上行，经咽喉部（天突穴），到达下唇内，左右分行，环绕口唇，交会于督脉之龈交穴，再分别通过鼻翼两旁，上至眼眶下（承泣穴），交于足阳明经。

■ 功能及保健要穴

任脉可调节阴经气血，为"阴脉之海"，对一身阴经脉气具有总揽、总任的作用；任脉起于胞中，具有调节月经，促进女子生殖功能的作用。

■ 中脘

定位：位于人体上腹部，前正中线上，当脐中上 4 寸。

功效：和胃健脾，降逆利水。

主治：腹胀、呕吐、疳积、便秘、黄疸、头痛、失眠、惊风等。

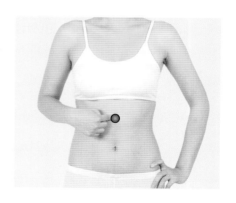

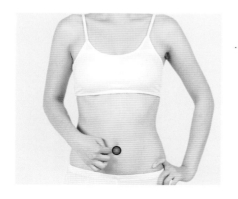

■ 神阙

定位：位于腹中部，脐中央。

功效：健运脾胃，温阳固脱。

主治：腹痛、脐周痛、四肢冰冷、脱肛、便秘、小便不利等。

■ 气海

定位：位于下腹部，前正中线上，当脐中下 1.5 寸。

功效：益气助阳，调经固经。

主治：绕脐腹痛、水肿鼓胀、脘腹胀满、水谷不化、大便不通、泻痢不禁、尿潴留、遗尿、遗精、阳痿、疝气、月经不调、痛经、经闭、崩漏、带下等。

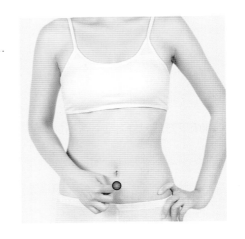

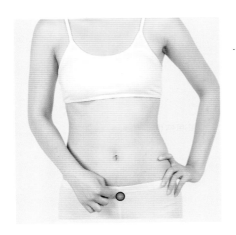

■ 关元

定位：位于下腹部，前正中线上，当脐中下 3 寸。

功效：培元固本，降浊升清。

主治：遗精、阳痿、遗尿、尿潴留、荨麻疹、痛经、失眠、痢疾、脱肛等。

■ 中极

定位：位于下腹部，前正中线上，当脐中下 4 寸。

功效：健脾益气，益肾固精。

主治：小便不利、阳痿、早泄、遗精、膀胱炎、精力不济、月经不调、痛经等。

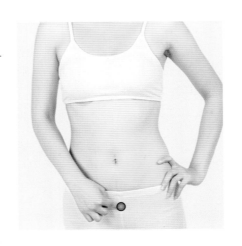

带脉——约束纵行经脉

■ 循行部位

带脉起于季胁，斜向下行，交会于足少阳胆经的带脉穴，绕身一周，并于带脉穴处再向前下方沿髋骨上缘斜行到少腹。

■ 功能及保健要穴

带脉的功能可概括为"总束诸脉"，健运腰腹和下肢。杨玄操《难经》注说："带之为言，束也。言总束诸脉，使得调柔也。"指约束纵行诸经脉，起到协调和柔顺的作用。腰腹为胞宫和下焦之位，约束诸脉，也就能固摄下元。故带脉配合冲脉、任脉，可以调理男女生殖系统的病症。

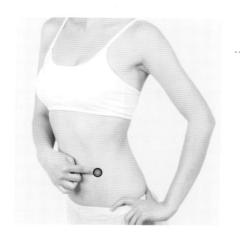

■ 带脉穴（与带脉同名）

定位：位于侧腹部，当第 11 肋骨游离端下方垂线与脐水平线的交点上。

功效：通调气血，温补肝肾。

主治：带下、月经不调、经闭、疝气、小腹疼痛、子宫内膜炎、盆腔炎、腹痛、腹泻、腰腹部肥胖等。

■ 五枢

定位：位于下腹部，当髂前上棘的前方，横平脐下 3 寸处。

功效：调经止带，调理下焦。

主治：子宫内膜炎、阴道炎、疝痛、睾丸炎、腰痛、便秘等。

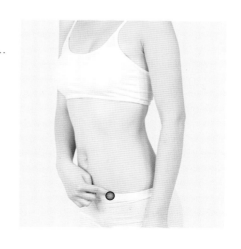

冲脉——冲脉通，气血调

■ 循行部位

起于胞宫，下出于会阴，并在此分为二支。上行支：其前行者（冲脉循行的主干部分）沿腹前壁挟脐（脐旁五分）上行，与足少阴经相并，散布于胸中，再向上行，经咽喉，环绕口唇；其后行者沿腹腔后壁，上行于脊柱内。下行支：出会阴下行，沿股内侧下行到大趾间。

■ 冲脉功能

调节十二经气血：冲脉上至于头，下至于足，贯穿全身，总领诸经气血。当经络脏腑气血有余时，冲脉能加以含蓄和贮存；经络脏腑气血不足时，冲脉能给予灌注和补充，以维持人体各组织器官正常生理活动的需要。故冲脉有"十二经脉之海""五脏六腑之海"和"血海"之称。

主生殖功能：冲脉起于胞宫，又称"血室""血海"，有调节月经的作用。冲脉与生殖功能关系密切，女性"太冲脉盛，月事以时下，故有子。""太冲脉衰少，天癸竭地道不通。"这里所说的"太冲脉"，即指冲脉。另外，男子先天冲脉未充，或后天冲脉受伤，均可导致生殖功能衰退。

调节气机升降：冲脉在循行中并于足少阴，隶属于阳明，又通于厥阴，及于太阳。冲脉有调节某些脏腑（主要是肝、肾和胃）气机升降的功能。

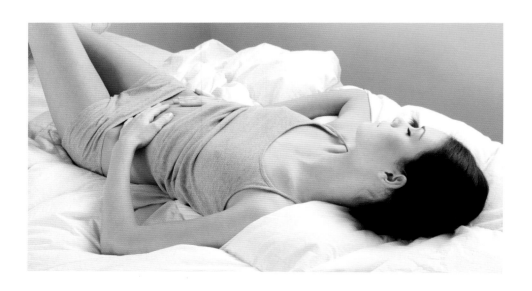

足阳明胃经——助胃消化与吸收

■ 循行部位

足阳明胃经起于鼻翼两侧（迎香穴），上行至鼻根部，旁行入眼内角会足太阳膀胱经（睛明穴），向下沿鼻的外侧（承泣、四白），进入上齿龈内，复出绕过口角左右相交于颏唇沟（承浆穴），再向后沿着下颌出大迎穴，沿下颌角（颊车穴），上行耳前，经颧弓上行，沿着前发际，到达前额（会神庭穴）。

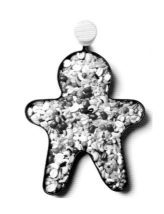

■ 警告信号及保健要穴

经络症状：本经从头走足，如有不畅，久积化火，容易出现发热、出汗、前头痛、咽喉痛、牙痛，以及下肢风湿关节痛等疾病。

脏腑症状：胃经功能下降，如胃痛胃胀，易食难消，呕吐吞酸，肠鸣腹胀，胃气绝则胃口全无，不能饮食。

亢进热证时症状：体热，腹胀，打嗝，便秘，食欲增加，胃痉挛性疼痛，胃酸过多，唇干裂。

衰弱寒证时症状：餐后腹疼或腹泻或呕吐，消化力减弱，胃酸不足，忧郁，清涎多，下肢倦怠。

以上病症可通过以下要穴加以调理：

■ 天枢

定位：位于腹部，脐中水平旁开 2 寸。

功效：调中和胃，理气健脾。

主治：便秘、消化不良、腹痛、腹泻、痢疾等。

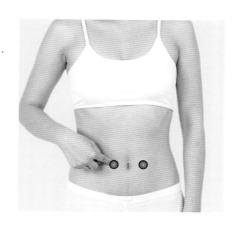

■ 归来

定位：位于腹部，脐下4寸，任脉旁开2寸。

功效：调经止带，活血化瘀。

主治：疝气、阳痿、月经不调、闭经、腹痛等。

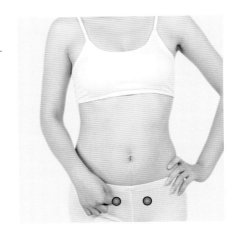

■ 梁丘

定位：屈膝，位于大腿前面，髂前上棘与髌底外侧端的连线上，髌底上2寸。

功效：理气和胃，通经活络。

主治：胃痉挛、膝关节痛、腹胀、腹痛、腹泻等。

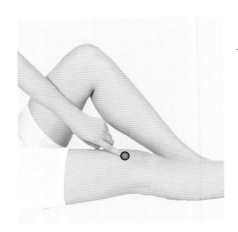

■ 足三里

定位：位于小腿前外侧，当犊鼻下3寸，距胫骨前缘一横指（中指）。

功效：生发胃气，强身健体。

主治：胃痛、呕吐、恶心、消化不良、泄泻、便秘、痢疾、疳积、失眠、眩晕、面神经麻痹、中风、偏瘫、支气管哮喘、支气管炎、痛经、月经不调等。

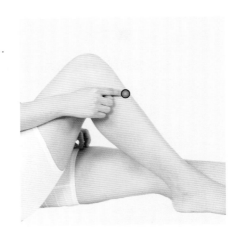

足太阴脾经——脾乃后天之本

■ 循行部位

足太阴脾经起于足大趾内侧端（隐白穴），沿足内侧赤白肉际上行，经内踝前面（商丘穴），上循小腿内侧，沿胫骨后缘上行，至内踝上8寸处（漏谷穴）走出足厥阴肝经前面，经膝股内侧前缘至冲门穴，进入腹部，属脾络胃，向上通过横膈，夹食管旁（络大包，会中府），连于舌根，散于舌下。

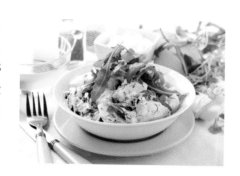

■ 警告信号及保健要穴

经络症状：脾经不畅，容易湿重疲倦，全身困重，四肢无力，并沿经脉所过大腿、膝、足趾肿胀，麻痹，怕冷。

脏腑症状：脾经功能下降，脘腹胀满，不思饮食，呕吐嗳气，便溏，食难消化。脾气绝则肌肉松软、消瘦萎缩。

亢进热证时症状：消谷善饥，胁下胀痛，呕吐，排气，足膝关节疼痛，第一脚拇指活动困难，失眠。

衰弱寒证时症状：消化不良，胃胀气，排泄物积困，上腹部疼痛，呕吐，肢倦乏力麻木，腿部静脉曲张，嗜睡，皮肤易损伤。

以上病症可通过以下要穴加以调理：

■ 大包

定位：位于侧胸部，腋中线上，当第六肋间隙处。

功效：止痛安神。

主治：胸胁胀痛、全身乏力酸痛等。

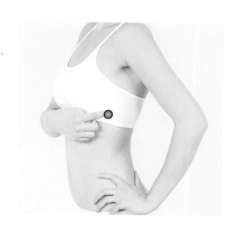

■ 大横

定位：位于腹中部，距脐中 4 寸。

功效：温中散寒，调理肠胃。

主治：腹痛、腹泻、腹胀、便秘、四肢无力、惊悸怔忡、急性肠炎、慢性肠炎、肠麻痹、痢疾、肠寄生虫病、肠蛔虫症、流行性感冒、腹部肥胖等。

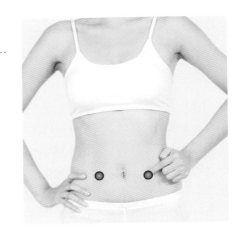

■ 血海

定位：屈膝，位于大腿内侧，髌底内侧端上2寸，当股四头肌内侧头的隆起处。

功效：调经统血，健脾化湿。

主治：崩漏、痛经、月经不调、湿疹、膝痛、贫血等。

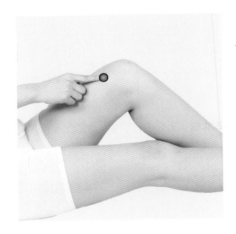

■ 三阴交

定位：位于小腿内侧，当足内踝尖上 3寸，胫骨内侧缘后方。

功效：健脾胃，益肝肾，调经带。

主治：月经不调、痛经、腹痛、泄泻、水肿、疝气等。

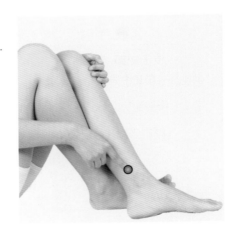

足厥阴肝经——疏肝解郁心情好

■ 循行部位

足厥阴肝经起于足大趾爪甲后丛毛处（大敦穴），沿足背内侧向上，经过内踝前1寸处（中封穴），上行小腿内侧（经过足太阴脾经的三阴交），至内踝上8寸处交出于足太阴脾经的后面，至膝盖内侧（曲泉穴），沿大腿内侧中线，进入阴毛中，环绕过生殖器，至小腹，夹胃两旁，属肝，络胆，向上通过横膈，分布于胁肋部，沿喉咙之后，向上进入鼻咽部，连接目系（眼球后的脉络联系），上经前额到达巅顶与督脉交会。

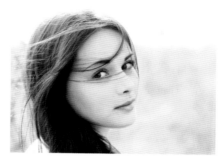

■ 警告信号及要穴

经路症状：口干口苦，头晕目眩，头顶重坠，眼睛干涩，胸肋胀痛，肋间神经痛，小腹胀痛及沿经脉所过的疾病。

脏腑症状：胸肋苦满，情志抑郁，脂肪肝，月经不调，乳腺增生，子宫肌瘤，疝气等。

亢进热证时症状：头痛，肤黄，腰痛，小便困难疼痛，经痛，易怒，兴奋易冲动。

衰弱寒证时症状：眩晕，面色白，性冷淡，大腿与骨盆疼痛，下肢无力，易倦，视力模糊，压迫，惊恐。

以上病症可通过以下要穴加以调理：

■ 期门

定位：位于胸部，当乳头直下，第6肋间隙，前正中线旁开4寸。

功效：疏肝健脾，理气活血。

主治：胸肋胀满疼痛、呕吐、腹胀、泄泻、饥不欲食、胸中热、喘咳、肝炎、肝肿大等。

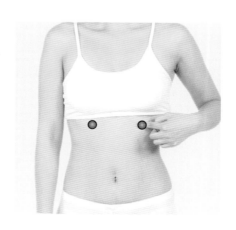

■ 章门

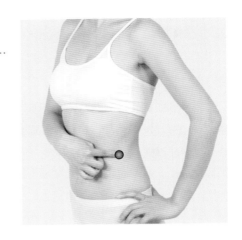

定位：位于侧腹部，当第 11 肋游离端的下方。

功效：疏肝健脾，清利湿热，理气散结。

主治：胸胁胀满疼痛、呕吐、腹胀、泄泻、饥不欲食、胸中热、喘咳、肝炎、肝肿大等。

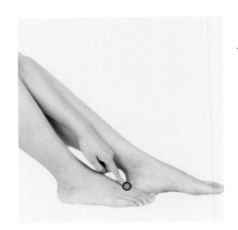

■ 太冲

定位：位于足背侧，当第一、二跖骨间隙的后方凹陷处。

功效：平肝理血，清利下焦。

主治：头痛、眩晕、疝气、月经不调、小儿惊风、癫痫、胁痛、腹胀、黄疸、目赤肿痛、膝股内侧痛、足跗肿等。

■ 行间

定位：位于足背侧，当第一、二趾间，趾蹼缘的后方赤白肉际处。

功效：清热泻火，调经止痛，凉血安神。

主治：目赤肿痛、失眠、神经衰弱、月经不调、痛经、小便不利、尿痛、腹胀等。

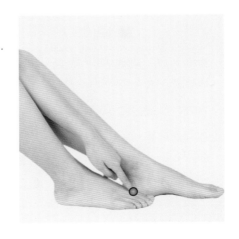

足少阴肾经——调理生殖健康

■ 循行部位

足少阴肾经起于足小趾端，斜向于足心（涌泉穴），出于舟骨粗隆下（然骨穴），经内踝后进入足跟，再向上沿小腿内侧后缘上行，出腘窝内侧，直至大腿内侧后缘，入脊内，穿过脊柱，属肾，络膀胱。

■ 警告信号及要穴

经路症状：肾阴不足，则以怕热为主，容易口干舌燥，慢性咽喉炎，气短喘促，心烦心痛，失眠多梦，五心（手心、足心、心口）发热等；肾阳不足，则以怕冷为主，容易手足冰冷，面色晦滞，神疲嗜睡，头晕目眩，腰膝酸软等；如果两种症状都存在，甚至有些人冬天怕冷，热天怕热，有些人上热（咽喉痛）下寒（手脚冷），则说明肾已经阴阳两虚，正走向衰老。

脏腑症状：水肿，小便不利，遗精，阳痿，心悸，恐惧，耳鸣，眼花，目视不清，肾气绝则骨髓失养，骨质疏松，肌肉萎缩，齿松发枯，面色无华。

亢进热证时症状：尿黄，尿少，口干，倦怠，足下热，大腿内侧疼痛，劳热，性欲增强，月经异常。

衰弱寒证时症状：尿频，尿清，肿胀，腿冷，足下冷，下肢麻木萎弱，容易受凉，犹豫不决，性欲减退，肠功能减弱。

以上病症可通过以下要穴加以调理：

■ 复溜

定位：位于小腿内侧，内踝尖上 2 寸，跟腱的前方。

功效：补肾益阴，温阳利水。

主治：水肿、腹胀、腹泻、肾炎、尿路感染、白带过多等。

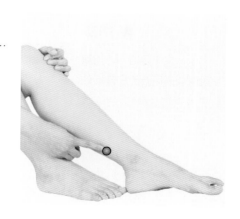

■ 太溪

定位：位于足内侧，内踝后方，当内踝尖与跟腱之间的凹陷处。

功效：利水消肿，滋阴益肾。

主治：头痛目眩、咽喉肿痛、牙痛、耳聋、耳鸣、咳嗽、气喘、胸痛咳血、月经不调、遗精、阳痿、小便频数、内踝肿痛等。

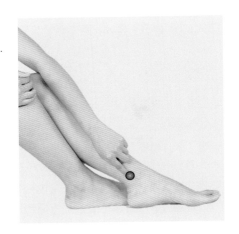

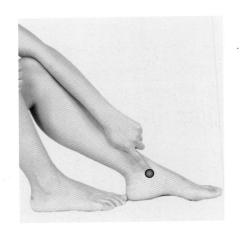

■ 照海

定位：位于足内侧，内踝尖下1寸，内踝下缘边际凹陷中。

功效：滋阴清热，调经止痛。

主治：咽喉干燥、失眠、惊恐不宁、目赤肿痛、月经不调、痛经、赤白带下、子宫脱垂、外阴瘙痒、小便频数、脚气等。

■ 涌泉

定位：位于足底部，蜷足时足前部凹陷处，约当足底二、三趾趾缝纹头端与足跟连线的前1/3与后2/3交点上。

功效：平肝熄风，滋阴益肾。

主治：头顶痛、头晕、眼花、咽喉痛、舌干、小便不利、大便难、足心热、晕厥、休克等。

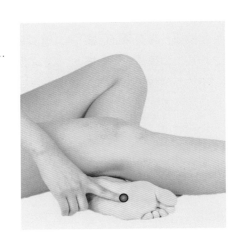

你的腹部健康吗？

从六大方面来判断腹部健康

腹诊法是通过诊察胸腹部的外在表现，以判断内在脏腑、经脉、气血津液等方面的病理变化。"腹诊法"首见于《内经》，继见于《伤寒论》。《对时论》曰："胸腹者，五脏六腑之宫城，阴阳气血之发源，若知脏腑如何，则莫若诊胸腹。"

虽然腹诊的部位仅限于胸腹部，属于一种局部诊法，但根据中医学的整体观念，人是一个有机整体，构成人体的各个组成部分之间，在结构上不可分割，在功能上相互协调、相互为用，在病理上相互影响。由于胸腹部是人体的一个重要组成部分，与五脏六腑、四肢百骸具有整体联系，因此，人的整体功能活动情况完全可以通过胸腹部征象反映出来。

腹诊主要是了解腹部的凉热、软硬度、胀满、肿块、压痛、动悸等基本情况。

■ 腹部皮肤的凉热

探查腹部凉热，可辨别病症的寒热虚实。腹部不温或冷，为寒证，喜暖手抚按，为虚寒证；腹部热甚而灼手，为热证，喜冷物按放，为实热证。按之灼热，为里热内伏；按之不热而脉数，是表证。热退后，腹部按之仍热，为热邪未尽。少腹冰冷，为阳气欲绝的危重症候；治疗后脐下转温，是阳气来复的佳兆。

■ 腹部的胀满

按压腹部有充实感，有压痛，叩击声音重浊，为胀满实证；按压腹部没有充实感，无压痛，叩击闻空声者，为胀满虚证。腹部高度膨胀，状如鼓，称之为鼓胀。鼓胀分为水鼓和气鼓。将双手分置于腹部两侧，一手轻拍，另一手可触到波动感，按之如囊裹水，腹壁有凹痕，为水鼓；无波动感，按之无痕者，为气鼓。

■ 腹壁肌肉的软硬

轻按腹部，感觉腹壁柔软，而重按腹部，感觉脐腹有力，这是正常的状态。腹壁瘦薄，脐腹按之柔软无力，多为虚证；腹壁按之坚硬，为实证。外感病，按腹未硬者为表证；按腹硬而疼痛者为里证。

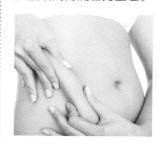

■ 腹部的压痛

按腹疼痛，甚而拒按，为实证。若局部肿胀拒按，为内痛。按之疼痛，痛处固定不移，刺痛不止，为瘀血；按之疼痛，痛无定处，胀痛时发时止，为气滞。腹痛喜按，无明显压痛，为虚证。

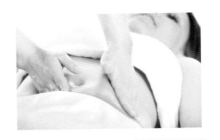

■ 腹部的肿块

腹诊发现肿块，须注意其大小、形状、硬度、有无压痛、表面是否光滑等。腹部肿块疼痛为积聚。肿块固定不移，按之有形，疼痛有定处，为积病，病属血分；肿块聚散不定，按之无形，疼痛无定处，为聚证，病属气分。妇女小腹有肿块为血瘕，男子小腹有肿块多为疝病。左少腹作痛，按之累累有硬块，为宿便；右少腹作痛，按之疼痛而有肿块，为肠痈。若形如筋结，久按转移，感觉指下如蚯蚓蠕动，腹壁凹凸不平，按之起伏聚散不定，为虫积。

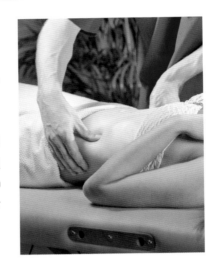

■ 脐旁的动气

脐旁动气，亦称脐跃。当脐属肾，脐下三寸为丹田，是元气归藏之根。冲脉起于胞中，挟脐上行，至胸中而散，为十二经脉之海，根于肾，隶于阳明。据此可知，诊脐可诊察冲脉动态，又可探知肾及其他脏腑经络之变化。诊察时，应密布三指，按切脐之上下左右动脉搏动情况。凡动气和缓有力，一息四至，绕脐充实，为肾气充盛；按之躁动而细数，上及中脘，为阴虚气逆；按之分散，一息一至，为肾气虚败；按之波动明显，为内有积热；按之搏动微弱，且空虚无力而局部冷，

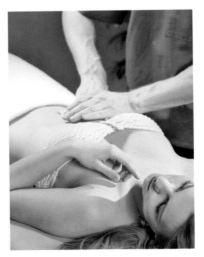

为肾阳不足，按之波动明显，局部灼手，症虽寒战、肢冷、下利，是真热假寒；按腹两旁热，脐旁四周久按却无热而冷，症虽面红、口渴，是真寒假热。

腹诊这样操作

第一步，以单手手掌循序触按全腹，力分浮、中、沉三部，一方面纵观全腹形势，对病症有一总体印象，另一方面，起到按摩全腹、放松腹部肌肉的作用，为进一步局部探查创造有利条件。具体顺序如下：

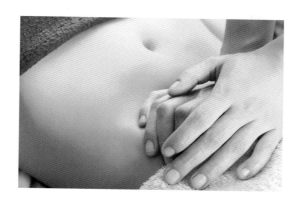

1 两侧季肋

手掌及四指沿肋骨下缘由任脉开始徐徐向两侧外下方触按，借以得知腹壁抵抗力的强弱，肌肉有无病态之虚软或紧张，以了解肝胆经脉气血盛衰的总势。

2 上腹部

以手掌按于鸠尾至中脘的左右区域，应注意有无水振声，腹壁有无紧张，有无积聚硬块，以及其深浅、大小、形态，以候中焦脾胃之气。

3 中腹部

以手掌按于以脐为中心的腹部区域，触知其肌肉紧张或迟缓的程度，有无硬块及异常反应点，以及反应点的大小、性质、深浅、疼痛的程度，有无寒气上冲。

4 下腹部

以手掌及四指按于以关元穴为中心至耻骨联合上的腹部区域，探查有无隆起，有无肿块及反应点，以候肾及命门之气，明确寒热。

第二步，以单手或双手四指重叠，沿任脉由上而下，重点探查上脘、中脘、神阙及关元穴部位，寻找局部反应点，明确反应点的性质。

健康腹部与病态腹部的不同表现

　　健康的腹部软硬适度，浮、中、沉三部应手和缓，有弹性，且腹脐饱满，沉取力抚按脐之上下时，应感搏动应手，和缓有力，为肾气充实的表现。因人禀赋、年龄、性别、居住环境以及四时季节之不同，正常腹部的表现略有差异。具体如下：

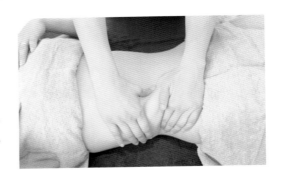

1. 年龄较轻者腹部应柔软，中年人应微硬，老年人应松软。

2. 重体力劳动者及运动员的腹部则比从事脑力劳动者硬。

3. 女性腹部比男性软。

4. 经产妇腹部应比未生育妇女软。

5. 体胖者腹壁应丰满而微软，体瘦者腹壁应较下陷而微硬。

6. 春夏季腹壁较软，秋冬季腹壁较硬。

7. 晨起时左下腹出现硬块，触之不痛，为肠中待排之粪块。

病态的腹部主要有以下几种类型：

■ 任脉硬坚

【腹型特征】脐之上下任脉过腹的部位，中取、沉取应手粗硬如箸。

【常见伴随症】腹泻，纳时不香，消化不良，腰膝软弱。

【总结】此腹型多为虚损表现。辨证为脾肾两亏，经气不足。临床可见于胃脘痛、腰痛、眩晕等。

■ 腹肌拘急

【腹型特征】浮取较为胀满，中取、沉取可触及足阳明经筋呈条索状，压痛，常可有动气表现。

【常见伴随症】耳鸣，胃中嘈杂，消谷善饥，便秘，消瘦。

【总结】此腹型多为虚损的表现，辨证为胃阴不足日久，阳明经筋失养。临床可见于胃溃疡、慢性萎缩性胃炎、甲亢等。

■ 全腹气胀

【腹型特征】浮取、膨隆、胀满、疼痛，叩之如鼓，皮色光亮；中取、沉取，抵抗力弱，抬手即起，按压片刻，常有腹鸣辘辘，矢气频发，随之疼痛缓解。

【常见伴随症】胸胁胀满，性情急躁或郁闷，纳食不香，嗳气呃逆，矢气多。

【总结】此腹型多为气郁表现，属虚实夹杂之证。辨证为肝气不舒，肝胃不和，临床多见于肝旺脾虚之腹胀、郁证等。

■ 全腹虚软

【腹型特征】浮、中、沉取之全腹软弱，缺乏弹性，举之无力，按之空虚，隐隐作痛，常伴有反应点，如动、网结等。

【常见伴随症】眩晕，乏力，纳食不香，遗尿，遗精，脱肛，五更泻。

【总结】此腹型多为慢性虚损表现，属虚证。临床上可见于眩晕、喘证，虚性腹痛、阳痿、早泄、宫冷不育、五更泄泻等。

■ 上满下软

【腹型特征】脐上部分浮取、中取皆为硬满，脐下部分浮取、中取、沉取均虚软，可有动气及团块表现。

【常见伴随症】恶心，胸闷，咳喘，腰膝酸软，腑气不通。

【总结】此腹型为脾实肾虚之候。辨证为上实下虚，肝肾不足，脾气不升，胃气不降。临床可见于头痛、眩晕等。

■ 肋下硬满

【腹型特征】腹诊是从肋弓下向胸廓内推压，浮取、中取、沉取均可触及硬满，按压片刻后，可有嗳气频发。

【常见伴随症】胸闷憋气，双肋胀满，嗳气吞酸，急躁易怒，大便溏泄或便秘。

【总结】此腹型为少阳及阳明经证的表现。辨证为中焦气滞，肝脾不和，气机不畅。临床多见于头痛、眩晕、胁痛等。

■ 心下痞满

【腹型特征】自觉或切按后感觉心下憋闷、堵塞或胀满，有弹力，有抵抗，但不至发硬的程度。

【常见伴随症】轻度疼痛或压痛。

【总结】常见于脾胃病变。

■ 心下痞硬

【腹型特征】症状在剑突之下，浮取、中取硬满应手，沉取片刻后抵抗力减弱，隐隐作痛。

【常见伴随症】嗳气，饮食不下，腹中雷鸣，下利，心烦。

【总结】此腹型多为虚实夹杂之候，临床常见于胃肠型感冒、呕吐、泄泻等。

■ 心下急

【腹型特征】自觉该部位拘急或有堵塞感，切诊心下部位腹皮拘急，轻触似较紧张，重按抵抗不甚。

【常见伴随症】胃脘痛、两胁胀痛。

【总结】多见于肝胆脾胃病变。

■ 心下濡

【腹型特征】切按心下部觉濡软无力，腹皮松弛无力。

【常见伴随症】自觉心下痞闷或动悸。

【总结】多为虚证，主要由于中焦虚寒，阴寒不散，大气不运所致。

■ 心下痛

【腹型特征】疼痛较甚，切按后疼痛尤为明显，或疼痛较轻，时痛时止。

【常见伴随症】常兼胀满。

【总结】切按后疼痛尤为明显者为实证，疼痛较轻、时痛时止为虚证。

■ 心下悸

【腹型特征】自觉心下部位有跳动，切诊心下部位搏动应手。

【常见伴随症】精神紧张或劳累后动悸尤为明显，饮水后或变体位时动悸明显。

【总结】主要由于阳气外泄，水气凌心。

■ 下腹团块

【腹型特征】脐旁带脉循行部位及脐下任脉部中取可触及大小不等的团块状反应点，有压痛；沉取多可触及动气沉实。

【常见伴随症】下腹坠痛，月经不调，带下，经行腹痛，或有肌肤甲错。

【总结】此腹型多为妇科诸症表现。

■ 网布下腹

【腹型特征】下腹部中取微硬满，沉取可触及网结状反应点，多伴动气沉缓。

【常见伴随症】头昏乏力，消瘦，盗汗，夜热早冷，阳痿，早泄。

【总结】此腹型多为邪入下焦，积聚日久，正虚邪恋。

■ 关元硬扁团块

【腹型特征】任脉关元穴周围中取、沉取硬满，可触及团块状反应点。

【常见伴随症】形寒肢冷，少腹阴寒，喜温畏寒，带下清冷，小便清长。

【总结】此腹型为虚寒之候。临床多见于五更泄泻、宫冷不孕、痛经、阳痿等。

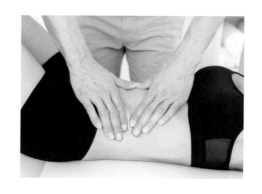

病邪居腹累全身，揉腹调理周身

如果肚子病了……

俗语有云："离心四指，只疼不死。"意思是不管四肢发生了多大的疼痛或疾病，只要我们腹部的先天经络及其联络的五脏六腑没有受到损伤，这样的疾病往往只会给我们带来痛苦，不会危及生命。可是，一旦先天经络的能量流动遭到了破坏或发生了偏颇，五脏六腑的平衡被打破了，大病也常常随之而来。

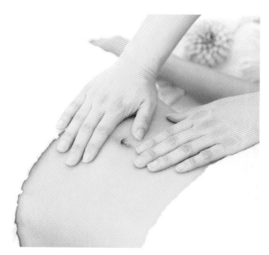

人体各脏腑组织之间，以及人体与外界环境之间，既对立又统一，它们不断地产生矛盾，而又在解决矛盾的过程中维持相对的动态平衡，从而保持人正常的生理活动。当这种平衡遭到破坏，人体就会产生疾病。任何疾病的产生，无论是外感还是内伤，形成的各种有形或无形之邪停留于腹部脏器之中，大多会导致脏腑生理功能失调，血、津、液的运行和代谢也随之失常。

由于脏腑阴阳和气血津液的失调，在腹部就会形成气滞、血瘀、水湿和痰饮、宿食等病理产物。这些病理产物存在于腹腔内又进一步影响气血的运行，影响脏腑的生理功能，遏制了正气，助长了邪气，并成为病邪在体内所依附的载体，又成为形成疾病的因素，从而导致多种病症的产生。

腹部按摩作用大

由于脏腑和经络均与腹部关系密切，所以腹部按摩可直接影响五脏六腑、十二经脉的气血变化，有疏通经络、行气活血、扶正祛邪、调节脏腑、平衡阴阳等功效，可达到治疗脏腑、经脉及其相连属器官组织疾病的目的。

■ 平衡阴阳，调整脏腑

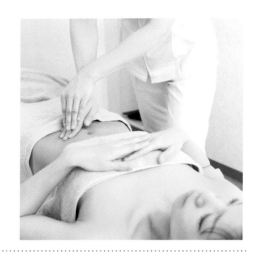

阴阳失调便会引发脏腑功能的紊乱，从而导致疾病的发生。《内经》曰："阴盛则阳病，阳盛则阴病。阳盛则热，阴盛则寒。"按摩能够调整脏腑的功能，使之达到阴阳平衡。实践证明：强而快的按摩手法能够引起神经和肌肉的兴奋，轻而缓的按摩手法则可以抑制神经、肌肉的功能活动。血糖过高的病人，通过按摩可以降血糖；血糖过低者，通过按摩可以升血糖。

■ 疏通经络，调和气血

作为运行气血的通路，经络内属于脏腑，外络于肢节，它将人体的各个部分有机地联系在一起。当经络不通时，机体便会发生疾病，通过按摩，可以使经络畅通，气血流通，进而消除疾病。《医宗金鉴》曰："按其经络，以通郁闭之气，摩其壅聚，以散瘀结之肿，其患可愈。"如果因为腹部受寒，而出现了胃痛、腹胀以及不思饮食等症状，便可通过按摩胃俞、中脘、足三里等穴，来温通经络、祛寒止痛。

按摩还能够延缓心肌纤维退化，扩张冠状动脉，增加供血流量，促进血氧和营养物质的吸收，进而加强心脏功能，防治冠心病、脉管病、肌肉僵直以及手足麻木、痉挛和疼痛等。如果年过四十，还能够每日坚持自我按摩的话，可以降低血液当中的尿酸水平。

■ 扶正祛邪，增强体质

《素问·邪客篇》曰："补其不足，泻其有余，调其虚实，以通其道而去其邪。"自我按摩是患者通过自我刺激穴位，增强其扶正、祛邪的功能，从而促进自身的消化吸收和营养代谢，保持软组织的弹性，提高肺活量等的一种理疗方法。经常进行自我按摩能够使瘦弱者体重增加、身体强健，提高机体免疫能力，进而防治疾病。

■ 强壮筋骨，通利关节

中医认为肾主骨，为先天之本，小儿先天不足，便容易患上佝偻病；人若肾气亏损，就会过早出现颈椎、腰椎骨质增生等病。经常对关元、气海等穴位进行按摩，能够补肾强骨，令全身筋骨强健、关节灵活，还可以防治上述病变。

学按摩，用手和肚子说会儿悄悄话

经络按摩手法文字记载大约有110余种，流传至今，变化颇多。根据其在实际临床应用当中所属的流派的不同，共有30几种会被经常用到。在实际应用当中，这些手法有着一定的规律，临床常用的手法一般被分为以下六大类：挤压类手法、振动类手法、摆动类手法、摩擦类手法、叩击类手法、复合类手法等。

按法

用指、掌或肘深压于体表一定部位或穴位，称为按法。按法是一种较强刺激的手法，有镇静止痛、开通闭塞、放松肌肉的作用。指按法适用于全身各部位穴位；掌根按法常用于腰背及下肢部位穴位；肘按法压力最大，多用于腰背臀部和大腿部位穴位。

按法的动作要领

①手腕微屈，着力部位要紧贴体表，不能移动。

②按压的方向要垂直向下。按法操作时要紧贴体表着力于一定的部位或穴位，做一掀一压的动作，不可移动。

③用力要由轻到重，稳而持续，使刺激充分达到肌体组织的深部，忌用暴力。

④在按法结束时，不宜突然放松，应当慢慢减轻按压的力量。

点法

用指端、肘尖或屈曲的指关节突起部分着力，点压在一定部位的按摩手法称为点法，也称点穴。点穴时也可瞬间用力点按人体的穴位，具有开通闭塞、活血止痛、解除痉挛、调整脏腑功能的作用，适用于全身各部位及穴位的按摩。

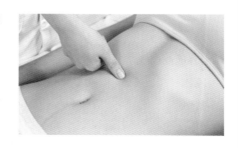

点法的动作要领

①点法方向要垂直，力度由轻到重，点压应持续或有节律。

②应点压深沉，逐渐施力，在逐渐减力地反复施力，必要时可略加颤动，以增加疗效。

抹法

　　抹法指的是用双手或单手拇指指面为着力部，紧贴于一定部位，做上下或者是左右轻轻往返移动的一种手法。常用于头面颈项、胸腹与腰背及腰骶等部位。有清醒头目、疏肝理气、消食导滞、活血通络、解除痉挛等作用。

抹法的动作要领

①沉肩，垂肘，腕部伸平。

②拇指指面着力，紧贴于皮肤，其余四指固定于肢体的一定部位。

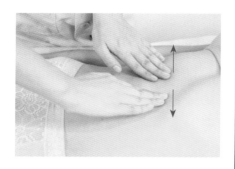

揉法

　　揉法指的是用指、掌、肘部吸附于肌体表面某些部位或穴位，或在反射区上做柔和缓慢的环旋转动或摆动，并带动皮下组织一起揉动的一类手法。揉法具有宽胸理气、消积导滞、祛风散寒、舒筋通络、活血化瘀、缓解肌肉痉挛等作用。

揉法的动作要领

①在使用揉法进行按摩的时候，手掌、腕部及前臂要自然放松。

②以轻而不浮、重而不滞为原则，动作灵活连续而又有节律性地带动皮下深层组织。

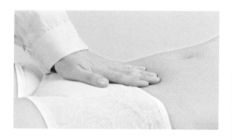

推法

　　推法是以指、掌、肘着力于治疗部位上，缓缓地进行单方向的直线推动的按摩手法。推法具有通经活血、化瘀消肿、祛风散寒、通便消积的作用。

推法的动作要领

①沉肩，垂肘，令肘关节微屈或是屈曲，腕部伸直或背伸。

②通过前臂或上臂发力，用力要平稳，着力部位紧贴皮肤，做缓慢的直线推动。

③应参考经络走行及肌纤维方向推动。

压法

以肢体在施术部位压而抑之的方法被称为压法。压法具有疏通经络、活血止痛、镇惊安神、祛风散寒、舒展筋骨的作用。

压法的动作要领

①力量由轻到重，切忌用暴力猛然下压。

②部位准确，压力深透。

③深压而抑之，缓慢移动，提则轻缓，一起一伏。

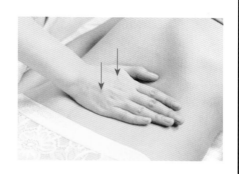

振法

用手掌或者是手指为着力部位，在人体某一穴位或部位振动的一种手法，称为振法。这种方法非常温和，常用于内科、妇科、儿科疾病和其他杂病的治疗。具有和中理气、养血安神、消积导滞、温经止痛等作用。

振法的动作要领

① 沉肩，垂肘，令肘关节微屈，腕部放松。

② 前臂强力、静止性发力，令力量在手掌或指端集中，从而产生振动。

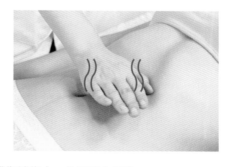

按揉法

按揉法指的是用指腹和掌根置于一定的部位上进行短时间的按压，再做旋转揉动或边按边揉的方法。按揉法能够开窍提神、调和气血、散寒止痛。适用于全身各个部位的按摩。

按揉法的动作要领

①在使用按揉法进行操作的时候，要注意用手指指腹或者是掌根紧贴于受术部位。

②先轻后重，匀速匀力，动作连贯，力量深透。

按摩学取穴，方寸之间有标准

在养生知识日益普及的今天，穴位按摩早已经融入了人们的生活当中。使用经络穴位，是一项技术活，如果找对了穴位，再加上适当的手法，便可以益寿延年。所以，在进行自我按摩之前，要学会如何找准穴位。

手指同身寸

手指同身寸度量取穴法是指以患者本人的手指为标准度量取穴，是临床取穴定位常用的方法之一。这里所说的"寸"，与一般尺制度量单位的"寸"是有区别的，是用被取穴者的手指作尺子测量的。由于人有高矮胖瘦之分，不同的人用手指测量到的一寸也不等长。因此，测量穴位时要用被测量者的手指作为参照物，才能准确地找到穴位。

拇指同身寸：拇指指间关节的横向宽度为 1 寸。

中指同身寸：中指中节屈曲，内侧两端纹头之间作为 1 寸。

横指同身寸：又称"一夫法"，指的是食指、中指、无名指、小指并拢，以中指近端指间关节横纹为准，四指横向宽度为 3 寸。

另外，食指和中指二指指腹横宽（又称"二横指"）为 1.5 寸。食指、中指和无名指三指指腹横宽（又称"三横指"）为 2 寸。

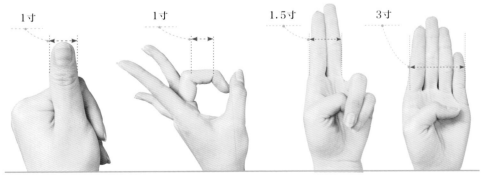

常用同身寸示意图

骨度分寸法

　　始见于《灵枢·骨度》篇，它是将人体的各个部位分别规定其折算长度，作为量取腧穴的标准。如前后发际间为 12 寸，两乳间为 8 寸，胸骨体下缘至脐中为 8 寸，耳后两乳突（完骨）之间为 9 寸，肩胛骨内缘至背正中线为 3 寸，肩峰缘至背正中线为 8 寸，腋前（后）横纹至肘横纹为 9 寸，肘横纹至腕横纹为 12 寸，股骨大粗隆（大转子）至膝中为 19 寸，膝中至外踝尖为 16 寸。

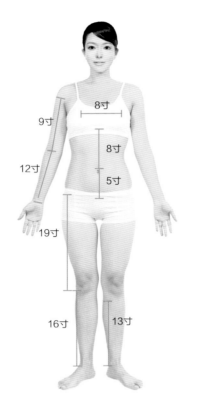

体表标志法

　　固定标志：常见判别穴位的标志有眉毛、乳头、指甲、趾甲、脚踝等。如神阙位于腹部脐中央，神阙往下 3 寸为关元穴，膻中位于两乳头中间。

　　动作标志：需要作出相应的动作姿势才能显现的标志，如张口取耳屏前凹陷处即为听宫穴。

感知找穴法

　　身体感到异常，用手指压一压，捏一捏，摸一摸，如果有痛感、硬结、痒等感觉，或和周围皮肤有温度差，如发凉、发烫，或皮肤出现黑痣、斑点，那么那个地方就是所要找的穴位。感觉疼痛的部位，或者按压时有酸、麻、胀、痛等感觉的部位，可以作为阿是穴治疗。阿是穴一般在病变部位附近，也可在距离病变部位较远的地方。

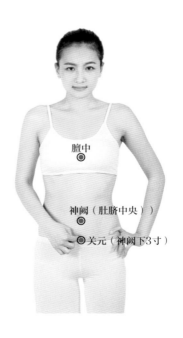

不是所有病症都适合腹部按摩

腹部按摩适应证

腹部按摩适用于亚健康状态及内科、妇科、儿科等疾病，同时也用于美容美体。

 亚健康状态

亚健康状态作为一种偏离健康的生理状态，其表现主要以主观感受为主，伴随各种本能行为障碍或自主神经功能紊乱等症状，客观体征没有或极少。其临床特征主要表现为以下几种类型：

1. 失眠或嗜睡。

2. 健忘。主要是短期记忆力下降，长期记忆力则不受影响。

3. 食欲不振。

4. 性欲低下。

5. 烦躁不安。易激怒，情绪不稳定，易于失控或易于极端化，或有精神崩溃感，也可因极度疲劳、低血糖、极度恐惧、过分紧张而引起。

6. 抑郁或消沉。对任何事情都不感兴趣，没有好奇感，感觉孤独无助，缺乏人际交往的欲望。

7. 焦虑不安。往往忧心忡忡，坐卧不安。

8. 头痛、头晕、胸闷、心悸、气短。

9. 尿频尿急、轻微腹泻，有时可伴轻微腹痛或不适。

10. 免疫力功能下降。如经常感冒、皮肤过敏、咽喉不利、口腔溃疡等。

2 **内科疾病**

如慢性胃炎、十二指肠溃疡、胃下垂、呃逆、功能性消化不良、腹痛、腹泻、便秘、胁痛、脂肪肝、肥胖症等。

3 **妇科疾病**

如月经不调、痛经、慢性盆腔炎、更年期综合征、内分泌失调、不孕症、宫颈炎等。

4 **儿科疾病**

如厌食、夜啼、呕吐、腹泻、腹痛、便秘、咳嗽、肺炎、百日咳、疳积、营养不良、遗尿等。

腹部按摩禁忌证

腹部按摩在临床上有着很广泛的用途，安全可靠，但有些疾病使用腹部按摩不仅无效而且还有可能加重病情，故对这些疾病禁用腹部按摩。

1. 各种急性传染病，如肝炎、肺结核等。

2. 各种感染性疾病，如骨髓炎、化脓性关节炎、脑脓肿等。

3. 某些急性损伤，如脑或中枢神经的急性损伤、内脏的挫裂伤、皮肤破裂等。

4. 诊断不明者，如骨折、颈椎脱位，尤其是伴有脊髓症状者，在没有明确诊断前，不要按摩治疗。

5. 某些严重疾病，如心脏病、肝病、恶性肿瘤、脓毒血症等。

6. 各种出血症，如血友病、紫癜、外伤出血、便血、尿血等。

7. 某些急腹症，如胃或十二指肠穿孔。

8. 烧伤、烫伤及溃疡性皮肤炎的局部。

9. 妇女月经期和妊娠期。

10. 大怒、大喜、大悲、大恐等情绪激动的情况下，不要立即按摩。

腹部按摩应注意的那些事

按摩前注意事项

1. 按摩前，操作者一定要修剪指甲，不戴戒指、手链、手表等硬物，以免划破患者皮肤，并注意按摩前后个人的卫生。

2. 按摩前，操作者要全面了解患者的病情，排除按摩禁忌证。

3. 按摩前，患者要排空大小便，穿上比较舒适的衣服，需要时可裸露部分皮肤，以利于按摩。

按摩时注意事项

1. 按摩时，操作者要随时调整姿势，使自己处在一个合适的体位，从而有利于发力和持久操作。同时也要尽量让患者处于一个舒适放松的体位上，以利于按摩治疗的顺利进行。

2. 按摩时，操作者要保持身心平静、注意力集中，从而在轻松的状态下进行按摩，也可以同时放一些轻松的音乐。

3. 按摩时，用力不要太大，并注意观察患者的全身反应，一旦出现头晕、心慌、胸闷、四肢冷汗、脉细数等现象，应立即停止按摩，采取休息、饮水等对症措施。

按摩后注意事项

1. 按摩后，患者如感觉疲劳，可以休息片刻，然后再做其他活动。

2. 按摩后可能会有腹部不适感，这是在腹部按摩过程中，腹壁肌肉受到一定力量的刺激，继而产生的一种应激反应。在初次接受腹部按摩者多见，一般2～7天就可消失。

3. 按摩后可能有下肢远端出汗的情况，这一般都是病情好转的表现，多出现在1周以后，3周以内，若病情较重，出现这种情况可能比较晚。

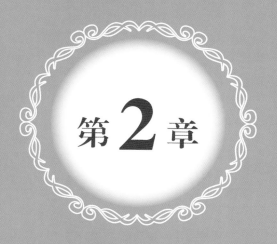

第**2**章

遵循七大原则，让腹部回归健康

腹部的健康与否是维持脏腑健康的标准之一，那么要怎么做才能让病态的腹部回归健康呢？当然是要从饮食、生活习惯做起，翻开本章内容，它将一一告诉你。

腹式呼吸法——保健丹田

腹式呼吸法是什么？

腹式呼吸法，是让大脑和腹脑之间协调的方法之一，是保障腹部健康的方法之一。

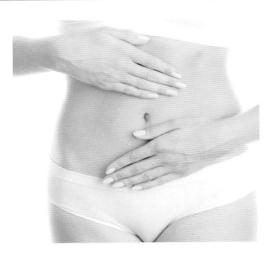

其实，人类自出生起就能使用腹部呼吸，但随着年纪渐长，人类开始进入充满恐惧、压力、焦虑等负面情绪，渐渐开始遗忘了这种腹部呼吸法，进而使用一种非常浅的呼吸法，这种呼吸法只用到肺部与支气管，进入人体的空气量也因此减半。

遗忘了如何用腹部呼吸，这不是个好现象，因为对腹部而言，氧气不足就会造成机能衰弱与失调，进而导致自律神经障碍如结肠炎、痛性痉挛、便秘、排泄吸收问题，以及疲倦、失眠、紧张、过敏、肥胖等疾病。遗忘了如何用腹部呼吸就意味着切断了腹脑与大脑之间的交流，这种中断正是使许许多多疼痛产生的原因。

男性与女性呼吸不足的情况不一样，男性呼吸局限于横膈膜，女性则局限于肋骨与胸廓，但是在遭受打击、承受压力的时候，男性与女性都会呼吸急促。一次呼吸时间大概需要 2 秒，因此每分钟大概呼吸 20 次空气，每小时 1200 次，一天 24 小时 15000 次。呼吸作用规律我们的生活，让血液带氧，确保我们所有的器官的运作，特别是腹脑和大脑，这也是呼吸作用的重要性所在。

如何学习腹式呼吸法？

首先，要说服自己并确信：你吸入的空气可以深入到腹部。

学习腹式呼吸法的第一个姿势：松开你的横膈膜。横膈膜位于胸腔与腹腔之间，介于心脏下方与消化器官上方，非常强有力的肌肉，是深层呼吸法中的指挥。横膈膜不间断地运作着，吸气时，往下降，呼气时，往上升，一分钟约 20 次，一小时则是 1200 次，一天约为 15000 次，其中也包含睡眠中呼吸比较缓慢的时间。

横膈膜一来一往的弧度，决定着被吸入空气的品质与腹部对这个动作的参与度。只要有意志力，再加上一点努力，采用横膈膜上下带动的腹式呼吸法，就可以同时针对胆囊、肝脏、胰脏、脾脏与肠道进行天然的按摩。如此一来，将有助于呼吸－排泄作用，进而达成双脑间不可或缺的和谐状态。当脑下垂体与内分供氧状况较为完善时，就会产生更多的内啡肽，即所谓的"快乐激素"。内啡肽就是对抗压力、抵挡负面情绪的战友，可以使身体各个系统更完善地运作，让腹部创造出更多免疫细胞。

因此，训练如何用横膈膜运动，即更深层、更缓慢的呼吸是最基本的。所以，松开你的横膈膜，让外在的空气进入腹部。

将吸入的空气送到腹部里不需要特别费力，只需要一些专注力。

把一只手放在腹部，很快地就能感觉到腹部隆起，然后排出空气。刚开始这会是个令人毫无察觉的动作，但随即这个动作会变得越来越明显，进而发现当胸部隆起与下降的同时，肚子体积也会有所消长。即使胸廓部位没有惊人的变化，但只要整个呼吸动作非常准确，就会慢慢熟练。

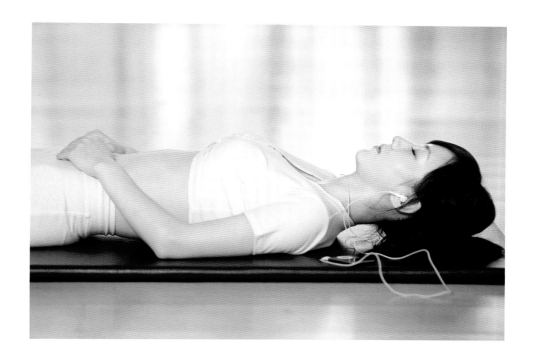

练习 2 个腹式呼吸法

<table>
<tr><td>第一个
练习</td><td>1. 仰卧，小腿弯曲，放一本书在肚子上，第二本书放在胸口。
2. 将两只手分别放在书本上，然后用鼻子缓缓吸气，历时 7~10 秒，努力将吸入的空气引至腹部。
3. 在吸气与吐气之间，保持屏气状，让空气停留在腹部 1~2 秒的时间。
4. 用鼻子或嘴巴吐气，先努力排空肚子里的空气（让肚子上的书本缓慢下降），再排空肺部的空气（胸口上的书本也缓慢下降）。整个吐气动作需 7~10 秒。</td></tr>
</table>

注意事项

1. 如果感觉吸气的动作难以完成，别担心，这不过是因为腹部还不习惯接收空气，多练几次即可。

2. 吐气动作接近尾声时，腹部内的空气应该尽量排空，让肚脐尽可能向脊椎的方向靠拢。

<table>
<tr><td>第二个
练习</td><td>1. 将双手放在肚子上，缓慢地用鼻子吸气，7~10 秒后，把空气引入腹部，让肚子吸气。
2. 在吸气与吐气的同时，保持 1~2 秒的屏气状态，在 7~10 秒的吐气的过程中，尽量用双手压住腹部。</td></tr>
</table>

正确进食，让身体更健康

按照平均年龄 60 岁来算，人一生当中花在吃饭的时间会超过 5 年。肚子就跟大脑一样，始终不停地运作，夜以继日。例如，在我们睡着的时候脑部仍在持续活动，所以我们会做梦。同样，腹部也会不间断地进行消化、吸收、排泄等活动。

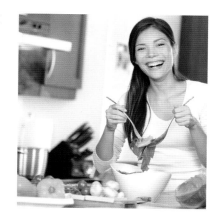

腹部是否能够与大脑相处和谐，积极运作，绝大部分取决于饮食。我们必须认真地制定吃饭时间。食欲不佳、囫囵吞枣似的进食或站着进食等等，都对身体不利。

3 种不健康的饮食状态：暴食症、嘴馋、饥饿过度

 暴食症

暴食症在医学上是一种饮食行为障碍的疾病，又被称之为"神经性贪食症"，是指不可控制的多食、暴食。患者经常在深夜、独处或无聊、沮丧、愤怒之情境下，顿时引发暴食行为，无法自制地直到腹胀难受，才可罢休。暴食后虽暂时得到满足，但随之而来的罪恶感、自责及失控之焦虑感又促使其利用不当方式，如催吐、滥用泻剂、利尿剂、节食或过度剧烈运动来清除已吃进之食物。

2 嘴馋

嘴馋一般指看到别人在吃东西，自己就也想吃同样的东西，比较贪吃。它是一种少量而且自动重复的进食行为，就算没有饥饿感仍会持续进食。嘴馋会引起胰岛素迅速分泌，从而启动备用葡萄糖，进而堆积脂肪。

在古代，"饥"与"饿"存在着程度上的差别。"饥"指一般的肚子饿，"饿"是程度很严重的饥饿。如今，"饥"和"饿"两个字已经混为一谈，合成为一个词，可用来表示任何状态、任何程度下的饥饿感。饥饿过度容易造成低血糖症状。

暴食症、嘴馋、饥饿过度等症状，会让自律神经系统始终无法得到正常休息，机能逐渐失调，整个神经系统因而处于疲惫状态，阻塞肝胆管道与胆胰管道，进而造成慢性消化不良、结肠与小肠肿胀、肠道黏膜发炎、体重迅速变化、葡萄糖与脂类水平不定，从而引起疲劳、抑郁、心血管疾病、淋巴系统疾病、激素失调，还会让双脑不协调。

腹部健康最重要的必需品：肠道菌群

新生儿的消化道是无菌的，约 48 小时之后，慢慢开始有了肠道菌群，3~6 个月之后，肠道菌群会有所改变，以产生肠道抗体。

人类的免疫系统一般会在 5 岁成熟。肠道菌群含有 400 种，总计约 100 万亿的细菌。压力、焦虑、激动等不良的情绪，再加上不良的饮食习惯，都会刺激肠道机能，改变肠道菌群，刺激消化作用。

如果人体的腹部健康状态欠佳，那么将会无法享受肠道菌群的有益作用。实验研究表明，肠道菌群有以下 6 种作用：

1. 制造可以用来减少"坏胆固醇"的脂肪酸。

2. 分解小肠无法吸收的营养素。

3. 通过某些细菌合成维生素。

4. 在几天内清除致病菌或者控制致病菌的蔓延。

5. 免受食物过敏、发炎等症状之苦。

6. 强化肠道免疫系统。

养成几个让自己开心的进食好习惯

1. 轻松进食

不良情绪会阻碍良好的吸收、排泄作用，进而影响其他系统，胃部会过度分泌酸性物质，胆汁与胰岛素的分泌会呈现过量或不足，因而造成溢酸反胃、痉挛、盗汗、疼痛等症状。因此，保持轻松的心情进食，才能使食物更好的消化。

2. 缓慢用餐

缓慢用餐是保障双脑健康的条件之一。用餐切忌囫囵吞枣，因为食物必须得到大量的唾液才能化解。唾液中含有水、蛋白质和矿物质，可以保护牙齿。唾液中含有酶，能够降低口腔的酸性。

3. 写好个人饮食日志

腹部健康是否能够与大脑协调运作，取决于用餐行为、用餐次数、用餐时间等等。每个人都拥有独一无二的食物摄取表，都有因人而异的饮食。那么如何判断用餐态度是否正确，是否可以让双脑处于和谐状态呢？很简单，买一个小笔记本随身记录。

①用餐次数：理想的用餐次数应是一日三餐，其中早餐是不可或缺的。

②用餐时间：每餐最好间隔至少 4 小时，如果从事密集的脑力或体力活动，那么两餐可以间隔 3 小时。

③用餐环境：最好处于放松的状态、安静的环境中吃饭，噪音对吸收作用有负面影响。

④用餐乐趣：用餐乐趣取决于口味、食物丰富多样等。

⑤理想的菜单：必须包含 3 种营养素（糖分、蛋白质、脂肪），维生素与微量元素，每天三餐的菜色要有所变化。

⑥饮料：避免用餐时饮用任何一种含糖饮料。

⑦用餐后的 1~3 小时：注意消化情况，记录比较难以承受（会造成胃酸、胀气、痉挛等症状）的食物。

想让腹部保持健康状态，食物要慎吃

食物的选择与缓慢且规律地进食的原则同样重要。想要免受生理障碍与疾病之苦，就要依赖"慎吃食物"这个环节。

最重要的一点：忘记所有的节食法

我们要慎选吃下肚的食物，才能让双脑充分协调，才能让身体处于和谐的状态。而慎吃食物的最重要一点就是忘记所有节食法，节食会排除掉一种或多种食物或基本营养素，这样很不利于腹部的健康。脂肪和糖分等营养素对人体的整体均衡与双脑和谐是不可或缺的。

研究表明不吃某类食物，会妨碍腹部产生免疫细胞，进而更容易让身体处于生病的状态，让双脑运作失调。

慎吃食物，是拥有良好腹部健康的必要条件，取决于以下三项不可或缺的原则：口味、多样性、营养丰富量。

糖类食物

糖类食物中所含的纤维与油脂，可以减缓葡萄糖的吸收速度，降低升糖指数。成人摄取的多糖类食品一向不足，为了确保腹部健康，升糖指数是选择食物的最好指标，单糖类食物与多糖类食物需占日常饮食总量的 55%。

当某种食物被吸收后，会导致血糖含量大大升高的话，那么这种食物就具有高升糖指数（高于 70）。如果某种食物仅会造成适量的血糖含量提升，那么这种食物有中升糖指数（55~70），或是保持血糖稳定状态的低升糖指数（低于 55）。

①单糖类食物：具有迅速提高升糖指数的特点，如有糖、蜜饯、蜂蜜、果酱、糕点、甜品、水果、含糖饮料、果汁、乳制品等。

②多糖类食品：具有缓慢提高升糖指数的特点，如玉米、小麦、大麦、大米、土豆、黄豆、洋葱、大蒜、胡萝卜等。

蛋白质食物

　　蛋白质食物分为动物蛋白质与植物蛋白质两种。蛋白质类食物需占日常饮食量的 15%。

①动物蛋白质: 鸡肉、鸭肉、牛肉、羊肉、鱼肉、海鲜、乳制品等。其中牛肉和羊肉的蛋白质为丰富, 含有身体必需的 8 种氨基酸。

②植物蛋白质: 土豆、蚕豆、四季豆、玉米、全麦面食等。

脂类食物

　　脂类食物分为动物和植物两种来源, 分为饱和脂肪酸和不饱和脂肪酸, 占日常总饮食量的 33%, 应多选择不饱和脂肪酸。

①饱和脂肪酸: 这一类型的脂肪摄取量不得超过日常饮食总能量的 10%。有人造奶油、腊肉、肉酱、香肠、肥肉等。

②不饱和脂肪酸: 占饮食总能量的 25%。有植物油、乳制品等。

膳食纤维

①膳食纤维能够延长食物在肠内的停留时间, 延缓饥饿感的产生, 因此对控制糖尿病有较好的效果。

②富含膳食纤维的食物, 可减少总热量摄取量 5%~10%, 因此对体重过重的人有帮助。

③每天食用 20~30 克的膳食纤维, 可结合胆固醇, 使其直接从粪便中排出, 从而消耗体内的胆固醇, 达到降低血液中的胆固醇含量的作用。

④膳食纤维在肠道中可以刺激肠道益生菌的生长与活性, 对抗有害物质。

⑤膳食纤维可以吸附致癌自由基, 减少其数量, 降低这种致癌自由基与黏膜接触的次数。

多样化饮食

　　由自己的胃口决定的饮食内容, 要遵循下列原则: 多样化。不能完全的禁止某种食物, 如若遇身体不适, 可以在某个阶段避免使用某些食物, 这只是暂时的, 为了让腹部在短时间内恢复健康, 等恢复健康后就要重新食用这些食物。

抗氧化物质

40 年前，人类就知道人体内的自由基对细胞具有不良的影响，会使人体的所有细胞氧化，科学家也不断地发现自由基要对其他细胞变异负责。所幸，人体具有一些对抗物质，可用来防御自由基的入侵，这些抵御物质称为"抗氧化物质"。

抗氧化物质主要来自存在于细胞膜与细胞质之间的酶，这些酶均含有硒、铜、锌、锰、维生素 E、维生素 C、β - 胡萝卜素。这些物质可以有效地阻止或修复自由基带来的损害，其他抗氧物质则来自于慎选的均衡饮食。

抗氧化物质	功效作用	食物来源
维生素A	维生素A具有预防衰老、感染的抗氧化作用，对皮肤、毛发、指甲有更新作用，是骨骼、牙龈、牙齿的必备养分，可保护组织黏膜、消化系统与肺壁，预防心脑血管疾病。	绿色蔬菜，如菠菜、四季豆、西兰花、卷心菜等；黄色或红色蔬菜和水果，如甜椒、胡萝卜、番茄、桃子、芒果、哈密瓜、西瓜等。
B族维生素	B族维生素是保护皮肤，是神经系统对抗压力、抑郁或失眠的必要物质，确保碳水化合物的吸收并转化成能量。	小麦胚芽、猪腿肉、大豆、花生、里脊肉、火腿、黑米、鸡肝、胚芽米、牛奶、酵母、鱼、豆类、蛋黄等。
维生素C	维生素C是骨骼与牙齿的必备养分，可抗炎、抗病毒，还可以强化免疫系统，有利于长寿，是终止自由基连锁反应最主要的一种抗氧化物质。	水果，如橙子、柠檬、柚子、橘子、奇异果、香蕉、葡萄、草莓等；蔬菜，如番茄、胡萝卜、西兰花、西芹、卷心菜等。
维生素E	维生素E能够保护细胞膜、可抗老化、预防心血管疾病，强化免疫系统，还能提高维生素A的作用。	植物油，如橄榄油、葵花籽油、麦芽油、花生油；蔬菜，如莴苣、卷心菜、芹菜、辣椒、西红柿等；坚果类食物。
微量元素	钙、锌、铁等微量元素可预防衰老、强化心血管系统与免疫系统。	富含铁的食物，如海带、黑木耳、黄花菜、猪肝、蘑菇、油菜和豆腐皮；富含钙的食物，如蟹、鱼、海藻、海带、大豆、核桃、花生等；富含锌的食物，如动物的瘦肉、肝脏、蛋类及牡蛎等。

保持运动，保健腹部更有效

如何才能更明确地阐述双脑之间的关系呢？那就是适量地进行持久力运动。这种持久力运动可以通过连接着双脑的迷走神经，重新建立起大脑和腹脑的链接，并确保这种连接的和谐，进而对人体产生正面效果。所谓的持久力运动，是一种可以用稳定的心跳来进行且毫不勉强的运动，这种运动要避免加速或者突然中断的情况，并且还得能够持续至少 45 分钟。

适量地进行持久力运动后，长年纠缠的疲倦感、肥胖、背痛、失眠等症状都可以消失，因为适时地运动可以让血液迅速地进行较好的氧合作用，更有效地对抗毒素。呼吸系统甚至心血管系统都会得到强化，肌肉骨骼组织也会受到保护。

持久力运动最显著且最迅速的成效，首先出现在腹部，任何一种腹部的机能障碍（如便秘、胀气、痛经等），都抵挡不了持续进行持久力运动的效果。如果搭配前文提到的腹式呼吸法和正确用餐等原则来进行运动，效果会更佳。

如何正确地进行持久力运动？

在每次进行持久力运动时，一定要先做做热身运动，例如做 5~6 分钟温和的全身伸展操。做完运动后，也要做做舒缓的运动，才能避免肌肉酸痛，避免酸性物质围积在肌肉与关节中。

如果在进行某种持久力运动，每次长达 45 分钟，不会气喘吁吁，不会疲倦，也不会肌肉酸痛，那么，就可以穿插一些短暂的加速阶段。例如进行 20 分钟的步行，随即小跑 2~3 分钟，然后恢复缓慢的步调。游泳或骑自行车也一样，在 45 分钟的总运动时间中，进行 3~5 次，但要稍微注意一下自己的脉搏或心率。

但是不建议快走这种流行运动，这

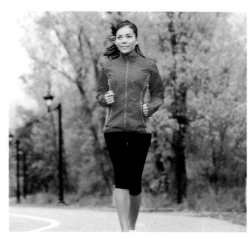

种运动太急促，会影响心脏与关节，同时也会加速腹部的功能失调。如果想要通过快走来达到良好的效果，那么不仅要控制心脏，腹部的健康也要留心。

该选择哪种运动呢？

该选择哪种运动？这个问题很简单，就是选择最能激发自己喜悦的运动。所有的持久力运动，只要精心计划，适量、规律地进行，就能对我们的腹部健康产生良好的效果。事实上，腹部是因为受到了运动的按摩作用，其功能才会被激活，从而使大脑和腹脑之间的联系更加轻而易举。

建议在户外进行持久力运动，找一个避免拥挤、嘈杂、污染严重的地点，可以很好地激发各种感官作用。只有让人愉悦的环境，才能让双脑紧密配合。

这些事项，运动的时候要注意了

①如果从不做运动或者一年以上没做运动，先进行 10~15 分钟的短时间运动，一旦觉得疲惫或气喘吁吁，马上停止运动。

②无论选择何种运动，最好先做刺激肝胆的"双脑体操"（详情请见后文）。

③避免产生"胸痛"的现象，如果运动中有胸痛现象，千万别勉强，深呼吸，慢走，若胸痛情况持续，当天停止运动。

④2~3 周之后，慢慢地依照个人喜好延长运动的时间。

⑤千万别勉强自己，运动最重要的是舒服与愉悦。

⑥运动时，避免脉搏每分钟超过 140~160 次。假如脉搏超过这个范围，先停下运动，休息一下再继续运动。

⑦运动后针对腹部做个测试：将双手放在腹部肚脐两侧，缓慢地吸气，然后毫无疼痛感地找回舒适呼吸法的韵律。假如无法持续 7~8 秒钟吸气、8~10 秒钟吐气，可以慢走让过度的运动状态缓和一些。

⑧运动前后多喝水，别喝太急、太热或太冷。用餐后可以散步 30 分钟。

⑨空腹不骑车。长途骑车时，每 25 千米就要补充能量，喝点水，吃点东西。

腹部保健操——双脑体操

双脑体操是一套以等距收缩与摆动四肢的动作为基础的体操，直接由大脑控制。这套双脑体操本质上是一套想象操，随时随地都可以进行这套想象操，做操时要保持脊椎微弯，肚子必须能够拱起、收缩，以彻底进行腹式呼吸法。

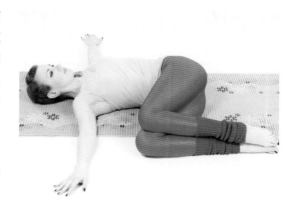

双脑体操站着、坐着、躺着都可以做。每天两次，早餐前一次，晚餐前一次。解开腹部上的所有束缚，让自己与外界隔离，在大脑内想象每个动作，然后由腹脑加以执行。要以缓慢、深层且持续的步调，同时配合腹式呼吸法，将动作落实。

双脑体操有哪些效果？

①消除自律神经障碍，如疼痛、胃酸、胀气、痉挛、便秘等问题。

②消除腹部周围、髋部、腰部与大腿附近的蜂窝组织炎症。

③让腰部更加纤细，全身的肌肉线条也更加均匀。

④通过加强"腹部肌群"锻炼，可以让腹部平坦，刺激到自律神经系统中的所有神经丛。

⑤降低"坏胆固醇"，调节血压，强化心血管系统、肺部与自律神经系统。

⑥放松椎间盘，让脊椎更灵活。

⑦强化激素分泌系统与免疫系统。

⑧改善焦虑、急躁、抑郁、紧张、过度敏感等负面情绪。

⑨让大脑和腹脑协调运转。

01 全身

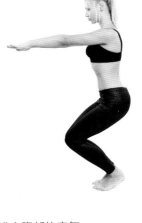

- 站着，双腿张开，弯曲，想象脚掌定在地板上。

- 夹紧双臂，摆动骨盆，耻骨朝上，

- 背部微成圆弧状，双臂往前伸，肩膀放松。

- 握紧双拳，想象将重物（轻重由大脑决定）朝身体的
方向拉。与此同时，经由鼻子慢慢吸气 7~10 秒，让腹
部充气，仿佛肚子要将重物推开。

- 手腕来到腰间，手肘靠着身体，停留 1~2 秒。

- 打开手掌，一边吐气、一边把想象的重物往前推，持
续 7~10 秒，同时，让背部呈圆弧状，让头在双臂之间，排空腹部的空气。

注意：刚开始时，做 5 次即可，坚持几天过后，可以增加至 7~8 次，除非是运动员，
否则不要超过 12~15 次。

02 腹部和背部

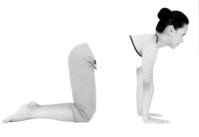

- 准备一张垫子，跪在上面，双腿微张，双臂
伸直，手掌张开，平贴地板。

- 在 7~10 秒钟的吸气过程中，想象着以一个
充气的肚子往地板推开一个想象的重物，好让
身体更靠近地板。

- 在 7~10 秒钟的吐气过程中，想象着肚子朝
向身体上方提起想象的重物，将背部尽量拱起，头摆在两臂中间。

注意：连续进行 5 次，整套动作重复 2~3 遍。

03 腹部肌群

- 仰卧在垫子上，双腿弯曲。

- 在 7~10 秒钟的吸气过程中，让肚子充气，同时想象着把一个重物向上推开。

- 在 7~10 秒钟的吐气过程中，抬起上半身，双臂往膝盖伸直，在吐气过程中保持不动，尽可能想象着重物压在肚子上。

- 在整个吐气过程中，保持这个姿势不动。

注意：连续做 5 次，整套连续动作重复 2~3 遍。

04 腹部和腰部

- 仰卧在垫子上，双腿弯曲，一只脚踝放在另一只脚的膝盖上，双手手指交插放在颈后，手肘分开。

- 在 7~10 秒钟的吸气过程中，让肚子充气，同时想象着将一个重物往上推开。

- 在 7~10 秒钟的吐气过程中，抬起上半身，并且将手肘带向另一只脚的方向，但保持双臂分开的状态，并且尽可能地想象着重物压在肚子上。

- 在整个吐气的过程中，保持这个姿势不动。

注意：连续做 5 次，整套连续动作重复做 2~3 遍。

05 全身

- 站着，双腿张开，弯曲，想象脚掌定在地板上。

- 双臂伸直，摆在身体两侧。

- 握紧拳头，用鼻子慢慢吸气 7~10 秒，让腹部充气，仿佛肚子要将重物推开。

- 可以停留 1~2 秒钟，打开手掌，吐气 7~10 秒，想象着将重物往地上推。

注意：连续做 5 次，整套连续动作重复做 2~3 遍。

自我按摩法，自己动手保卫健康

自我按摩，可以帮助人们认识自己的腹部，知道如何调理腹部，在最短的时间内，让双脑协调达到最大的效果。

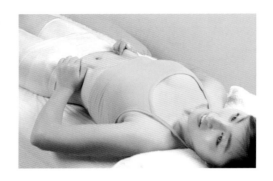

自我按摩的作用就跟双脑体操相差无几，不仅可以调节自律神经紊乱，还可以让大脑马上产生内啡肽，缓解疼痛。按摩胃部，可以改善注意力；按摩大肠，可以强化应对情绪起伏的耐力；按摩脾脏，可以对抗疲倦感与抑郁情绪；按摩肝脏与胆囊，可以缓解焦虑的状态。

腹部是最容易自我按摩的部位，更何况腹部与大脑的连接，可以更好地感受手指按摩。自我按摩可以分为两种：舒缓镇静放松型和调理型。

舒缓镇静放松型按摩法

轻抚法

在非消化期间，不管是站着或者躺着均可，双腿弯曲，缓慢地呼吸，开始进行轻轻的抚摸动作。双手毫不加压地以顺时针方向滑过整个腹部表面。

进行轻抚法时，不能在皮肤上抹油或乳液，这样才能让手掌尽可能与腹部肌肤接触，可以在泡澡或者淋浴的时候进行，操作 1 分钟。

加压法

双手平放在腹部，吸气，让肚子充气，对手部产生反作用力，在吐气的过程中，将肚子往里缩，双手尽量向内侧加压。通过迅速地加压与放开，逐渐增压。

将手掌放在肚子上，伴随着震动式的指压，大约进行 2 分钟。

轻柔的 掐揉法	搭配着放松呼吸法，用双手抓住赘肉，仿佛在揉面团一样，掐揉皮肤与结缔组织。手掌与手指必须与腹部皮肤直接接触。这些动作必须缓慢且有力度，但切记不能有摩擦动作。操作1分钟。

调理型按摩法

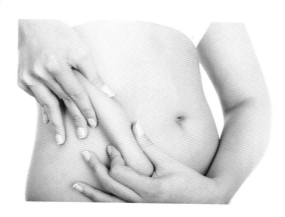

　　调理型的自我按摩需要用到深层腹式呼吸法，着重于神经丛的自我按摩，需要更大的力道与更集中的注意力。进行按摩时，不能在皮肤上抹油或是乳液，指甲必须剪短，好让极为敏锐的指腹感受到这些痛点。

深层 的揉法	与轻柔的掐揉法一样，但是抓住皮肤与结缔组织的力度要更大，掐揉要更深层。这种深层的掐揉法将是针对结缔组织进行其他两种调理型的自我按摩时的预备动作。

掐捏 滚法	掐捏滚法是用单手或双手，把皮肤和皮下组织捏在大拇指与其他手指之间，让皮肤在手指间滚动。主要目的在于祛除入侵结缔组织的蜂窝组织。 　　掐捏滚法可以找出与某个系统、器官或腺体相呼应的剧痛点。假如这些点的痛感非常剧烈，就表示对应的系统、器官或腺体的机能有问题。在这些疼痛点上进行掐捏滚法，可以消除蜂窝脂肪块。

让腹部睡一觉的"腹式冥想"

腹部是人体的另外一个完整的"大脑"，始终与大脑保持着联系，不仅制造着人体绝大部分的免疫细胞，更产生大量神经递质，例如"血清素"，这种主宰心灵状态的物质。

腹式冥想法可以感受到自己的肚子，意识到肚子的动作与震动，了解它沿着整个五脏六腑不断进行的过程，感受到肚子覆盖在消化系统黏膜是如何敏锐地接收着大脑传递的信息。

腹式冥想在东方很常见，例如，练瑜伽的人就知道，将注意力集中于腹部，可以很好地控制自己的行为，还能按照自己的意愿，以腹式呼吸来调节血压，还能让自己的消化作用中断或者加速，排空肠道。

如何进行腹式冥想？

1. 张开双手直接放在肚子上，把你的思绪导向肚子，非常缓慢地深深吸一口气，然后必须感受出手掌下方有股内在的水流，发出汩汩水声流动着。

2. 闭上双眼，让自己与外在嘈杂的环境隔绝，就像置身于一个大泡泡中，与外界的接触全部断绝，连嗅觉都暂时停止使用，只留下触觉与内部活动。如果想达到这个境界，可以配合 2~3 分钟的放松呼吸法。如此一来，更容易进入一个腹式冥想的初步预备状态。

3. 把注意力放在腹部表面对应的障碍点上，就是那些稍微僵硬或疼痛的点上。

4. 慢慢地让手沿着太阳神经丛（胸骨下方）来到下腹部，经过整个腹部。

5. 这个冥想法将马上产生热感，并且在大脑启动一种舒适、放松的感觉，产生一种能够接受不同视野的释放感。这种冥想法同时也能开启潜意识大门，让童年时期的喜悦、悲伤等回忆反映到大脑中。

6. 在一个与外界隔绝、安静、适合集中注意力的地方，以最舒适的姿势坐在一张沙发椅上，或盘腿席地而坐。

每天进行 1~2 次为时 10 分钟的腹式冥想，希望效果显著的，每天多做几次。

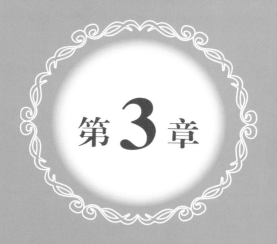

第**3**章

腹部按摩，
"腹作用"帮您养好五脏六腑

脏腑每天都有可能由于外邪、饮食、情绪等各种因素造成阴阳失调的状态，造成身体处于不同病理状态。使用正确的手法按摩腹部，可以起到双向调节的作用，有助于调养五脏六腑，还您一个健康的身体。

夏季重养心，腹部按摩更舒心

夏季气温逐渐升高，达到一年中的最高峰，而且夏季雨量丰沛，大多数植物都在此季"疯狂生长"，人体的阳气在这个时候也较为旺盛，因此，夏季养生要注意顺应阳气的生长。

我们都有这样的经验，每到夏天就觉得胸闷、心烦、脾气暴躁。老辈人会告诉你："心静自然凉。"话虽简单，做起来可不容易。夏季炎热，就算待在空调房里，还是会觉得心神不安。这是因为夏季属火，又因火气通于心、心性为阳，最容易干扰心神，使心神烦乱不宁，而心烦就会使心跳加快，进而加重心脏的负担，诱发疾病。由此可见，夏季养生重在养心。

夏季养生要遵循 5 大原则

（1）要保证充足的睡眠。中午的时候人们总是精神不振、昏昏欲睡，有条件的话增加午休的时间，可以消除疲劳，保证整个下午精力的充沛。

（2）营养摄入要均衡。夏季天热气压低，食欲降低，饮食量减少，营养补充不足，而且，天亮得早、黑得晚，人劳作的时间加长，睡眠也不足。所以，这时候更应该保养自己的身体，增加营养，多吃绿叶蔬菜和瓜果。

（3）要及时补水。多喝凉白开水，不能用饮料代替饮水，因为饮料中含有糖分，含糖越多，渗透压也越高，越不容易为细胞吸收，容易引起体内缺水。

（4）不能因暑贪凉。《黄帝内经》里说"防因暑取凉"，这是告诫人们在炎热的夏天，在解暑的同时一定要注意保护体内的阳气，因为天气炎热，出汗较多，毛孔处于开放的状态，这时机体最易受外邪侵袭。如吃冷饮、穿露脐装、露天乘凉过夜、用凉水洗脚，这些都能导致中气内虚，暑热和风寒等外邪乘虚而入。

（5）保持心静。夏天容易使人心烦，特别是在气温高、无风、早晚温度变化不明显时，更容易使人心胸憋闷，产生烦躁和厌烦情绪，从而诱发精神疾病，因此夏季也是心脏病多发季节。养心应先做到心静，想要心静，首先应该懂得清心寡欲，另外，闭目养神也是养心的好办法，可以帮助人排除心中杂念，清心静气。

如何用腹部按摩法养心?

Step1 选取穴位

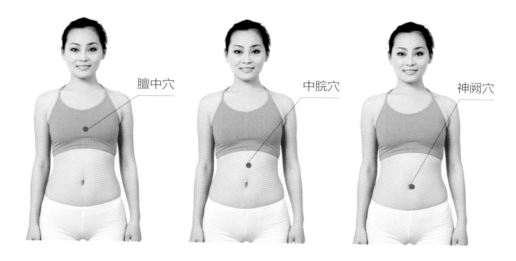

膻中穴

中脘穴

神阙穴

Step2 主要手法: 推压法、分推法

实际操作

① 用推压法从上腹到小腹 3 ~ 4 遍。

② 用分推法按摩膻中穴、中脘穴,每穴 2
分钟。

③ 用推压法按摩神阙穴 2 分钟。

④ 用手掌轻摩上腹部 3~4 遍。

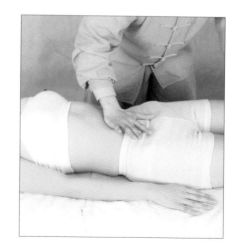

注意: 轻重以病人舒适为度,每次 10
分钟左右,每日 1 次。

辅助治疗方法: 按摩操作结束后可选择
用艾灸灸治以上穴位,每穴操作 10分钟。

Step3 其他部位辅助穴位

点按神门穴、风池穴，分别按摩 2 分钟，以穴位有酸胀感为度。

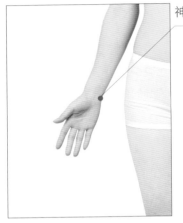
神门穴

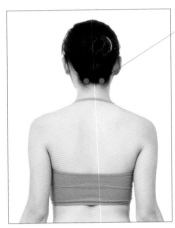
风池穴

如何在餐桌上保护好我们的心脏？

（1）杂粮、粗粮应适当多吃。杂粮、粗粮营养齐全，所含 B 族维生素丰富，它们所含的纤维素有益于心脏，所以，这类食物应多吃。

（2）新鲜蔬菜、大豆制品应多吃。由于维生素 C、膳食纤维、优质蛋白、维生素 E 等对心血管均有很好的保护作用，所以每顿吃新鲜蔬菜，每天不离豆制品应成为习惯。

（3）高脂肪、高胆固醇食品要少吃。脂肪和胆固醇摄入过多，可引起高血脂和动脉硬化，应少吃，尤其是肥胖者、高血压者、血脂偏高者、糖尿病患者以及老年人，更应少吃。

（4）酒要少喝。少量饮酒特别是少量饮果酒，有益于心脏。但大量饮酒会伤害心脏，尤其是烈性酒，应不喝。

（5）盐要少吃。盐摄入量过多可引起血压增高和加重心脏负担，应清淡饮食，把菜做得淡一些是少吃盐的好办法。

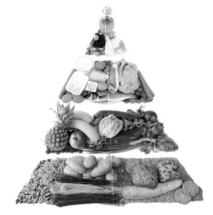

秋天养好肺，腹部按摩通肺气

秋天给人的感觉是清肃干爽，但容易出现肺部疾病，常见的有感冒、咳嗽、哮喘等，若医治不当会让症状加重。近年来的临床死因资料表明，感染是引起死亡的主要原因，其中绝大多数为肺部感染。因此，秋季养生重在养肺，重视肺的保养，滋阴润肺、益气养肺是秋季养生的重中之重。

秋季养肺要注意什么呢?

秋季养肺首先要注意作息有规律，应该早卧以避风寒，早起以领略秋爽，使精神安定宁静，才能不受秋天肃杀之气的影响。

在心态情绪方面要使精神内守，不急不躁，这样在秋天肃杀的气象中，仍可得到平和，肺呼吸正常，这是秋天的养生大道。

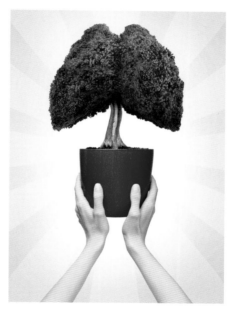

在饮食方面，由于秋天燥邪为盛，最易伤人肺阴，此时可以通过食疗达到生津润肺、补益肺气之功。

干燥的秋天，每天通过皮肤蒸发的水分在 600 毫升以上，所以，补水是秋季养肺的重要措施之一。一个成年人每天喝水的最低限度为 1500 毫升，而在秋天喝 2000 毫升才能保证肺和呼吸道的润滑。因此，每天最好在清晨和晚上临睡之前各饮水 200 毫升，白天两餐之间各饮水 800 毫升，这样，可使肺脏安度金秋。

在秋季经常沐浴也能起到养肺的作用，沐浴有利于血液循环，使肺与皮毛气血相通。一般秋季洗澡的水温最好在 25℃左右，洗浴前 30 分钟，先喝淡盐开水一杯，洗浴时不宜过分揉搓，以浸浴为主。

如何用腹部按摩法养肺?

Step1 选取穴位

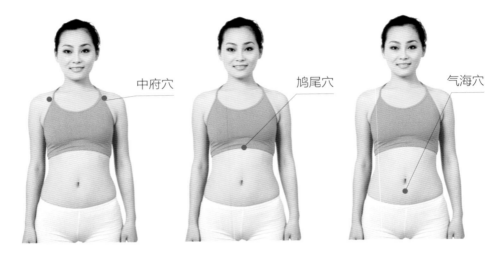

中府穴　　鸠尾穴　　气海穴

Step2 主要手法: 摩法、点按法、分推法

实际操作

① 用摩法在上腹部摩动 2 分钟。

② 用点按法点按中府穴 2 分钟。

③ 用分推法按摩鸠尾穴 2 分钟。

④ 用手掌轻摩气海穴 3~4 遍。

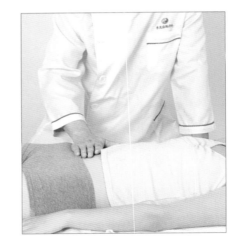

注意: 轻重以病人舒适为度,每次 10 分钟左右,每日 1 次。

辅助治疗方法: 按摩操作结束后可选择用艾灸灸治以上穴位,每穴操作 10 分钟。

Step3 其他部位辅助穴位

点按阳陵泉穴、足三里穴，分别按摩 2 分钟，以穴位有酸胀感为度。

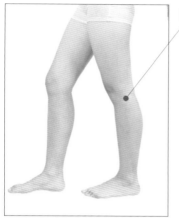

阳陵泉穴

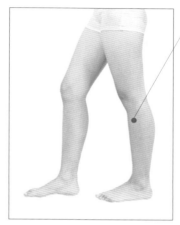

足三里穴

中医养肺 4 大要领

 以食养肺

《本草纲目》中记载：甘蔗、秋梨、百合、蜂蜜、萝卜、黑芝麻、豆浆、豆腐、核桃、松子等食物，都有滋养润肺的功能，因此可以通过食疗来养肺。

2 **以药养肺**

《本草纲目》记载：南沙参、北沙参、麦冬、五味子、冬虫夏草、燕窝等，都有养肺的功能，可以在医生指导下选用。

3 **以气养肺**

肺主气，司呼吸。清气和浊气在肺内进行交换，吸入气体的质量对肺的功能有很大影响。要想使你的肺保持清灵，则不要在空气污浊的地方长期逗留。

4 **以水养肺**

肺部的水分可以随着气的排出而散失，特别是秋冬干燥的空气，更容易带走水分，造成肺黏膜和呼吸道的损伤。因此，及时补充水分，是肺保养的重要措施。

春季要重养肝，腹部按摩补肝气

春天阳气萌生，肝火旺盛，人体的阳气开始不断地往外宣发，皮肤毛孔也舒展开，这时便很容易感染风寒，因此很多人都会染上咳嗽病，尤其是夜里咳嗽不止。这是因为肺属金，正好可抑制肝火（肝属木）的宣发（金克木），但春天是木旺之时，肝气最强大，任谁也抑制不了，于是就出现了"木火刑金"的情形。此时肺脏外有风寒束表，宣发功能受阻，内有肝火相逼，火气难发，于是只有借咳嗽来排解内火和外寒。所以春天千万不要少穿，以免着凉，导致久咳不止。老百姓常说要"春捂秋冻"就是这个原因。

如何在日常生活中养肝呢？

（1）生活要有规律，不饮酒、不过劳、不乱服药，同时使用控制或减少病毒复制的药物，能减轻肝脏病变，降低肝癌发生概率。

（2）舒缓焦虑情绪。情绪紧张对肝脏和心脏都非常不利，为了舒缓紧张的情绪，可以到郊外逛逛，置身于大自然绿意盎然的环境之中。如若工作期间突然感到焦虑不安，可暂时放下手上的工作，缓慢地深呼吸 3~5 下。

（3）用好草本精华。草本精华对滋补内脏有一定的作用：菊科植物大蓟、起绒草能舒缓和强化肝脏；迷迭香可以令肝脏恢复活力，同时消除胆囊的囊泡，因为它能够增加胆汁的分泌，同时祛除全部不洁物。

（4）注意饮食。不吃或少吃朱古力、酒精及动物脂肪。避免吃过酸的东西，以免过度刺激胃酸分泌，酸性植物、醋和柑橘类水果如柠檬等都要限量食用。多吃对肝脏有益的食品，如朝鲜蓟、紫皮萝卜和包心菜等。

（5）学会舒缓眼肿。当肝脏运作缓慢时，眼部会有明显的疲累感，容易出现肿胀。要减轻眼肿，可以合掌互相摩擦，直至你感觉到灼热的能量涌向掌心，然后将手掌及手指轻轻地在闭上的双眼上滑动，由鼻子的上端一直按向太阳穴，之后轻按紧闭的眼球。

如何用腹部按摩法养心?

Step1 选取穴位

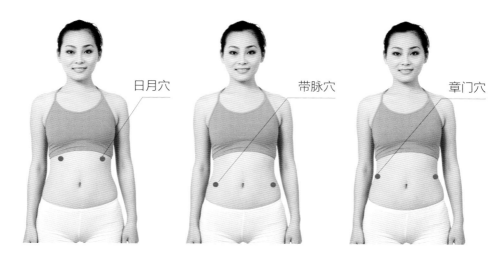

日月穴   带脉穴   章门穴

Step2 主要手法: 擦法、推按法、分推法

实际操作

① 用擦法在两侧肋骨上擦拭 2 分钟。

② 用推按法推按两侧日月穴 2 分钟。

③ 用分推法按摩带脉穴 2 分钟。

④ 用推按法按摩章门穴 3~4 遍。

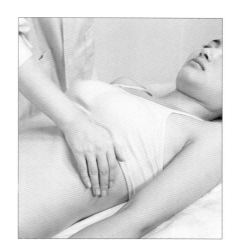

注意: 轻重以病人舒适为度, 每次 10 分钟左右, 每日 1 次。

辅助治疗方法: 按摩操作结束后可选择用艾灸灸治以上穴位, 每穴操作 10 分钟。

Step3 其他部位辅助穴位

点按肝俞穴、太冲穴，分别按摩 2 分钟，以穴位有酸胀感为度。

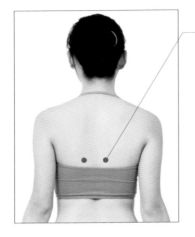
肝俞穴

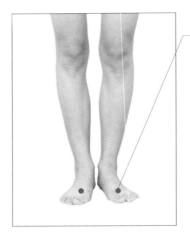
太冲穴

养肝切忌过度疲劳，日常生活要注意的小贴士

你平时是否经常熬夜加班，过度娱乐，然后再利用周末进行补觉，却感觉自己怎么都睡不够，如果你的回答是肯定的，那么你就要小心了，因为这很可能是肝脏在向你发出"过劳"的抗议信号。

疲劳其实是我们身体发出的正常警讯，适度的疲劳是在提醒你晚上应该舒舒服服地躺到床上，好好睡一觉以储备明天的能量。至于较长期的疲劳感，甚至睡很久还是觉得全身乏力，就有可能是肝脏受到了损伤。所以，肝脏的保养刻不容缓，这就要求我们从日常作息以及生活态度着手，避免因过度疲劳而带来伤害。

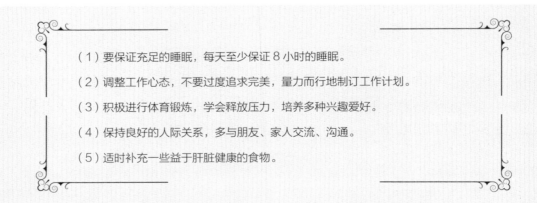

（1）要保证充足的睡眠，每天至少保证 8 小时的睡眠。

（2）调整工作心态，不要过度追求完美，量力而行地制订工作计划。

（3）积极进行体育锻炼，学会释放压力，培养多种兴趣爱好。

（4）保持良好的人际关系，多与朋友、家人交流、沟通。

（5）适时补充一些益于肝脏健康的食物。

脾是"后天之本"，腹部按摩消除亚健康

中医认为"脾开窍于口，其华在唇，在液为涎"，因此，要观察脾的运化功能是否正常，很简单，看嘴唇就行了。脾的运化功能好，嘴唇就会滋润、丰满，否则就会比较干瘪。身体出现莫名的消瘦、流口水、湿肿等症状，都是属于脾病，从脾上治肯定是没错的。

中医有"思虑伤脾"之说，思虑过多就会影响脾的运化功能，导致脾胃呆滞、运化失常、消化吸收功能障碍，而出现食欲不振、脘腹胀闷、头目眩晕等症状。所以压力得到释放了，就可以改善脾胃功能。

生活中我们应该怎么减压呢？

（1）当自己感到郁闷时能够"笑一笑"，实在笑不出来的时候就"哭一哭"。但是心理学家研究发现，眼泪能杀菌，"哭"是一种极好的情绪宣泄方式，而且比其他的宣泄方式更有益于身体健康。

（2）多听悦耳动听的音乐。悦耳动听的音乐会通过人的听觉影响大脑皮层，使内分泌系统增加分泌一些有益于健康的激素和酶，所以当一个人听到自己喜欢的音乐时，呼吸就加深，神经就松弛，疲劳便得以消除。

（3）劳逸结合，疲劳时学会放松。每个人都有感到无能为力的时候，在自己情绪低落或精力不足的时候，要给自己充分的放松和休闲机会，不要过分地强迫自己而不顾身体的实际情况拼命蛮干。

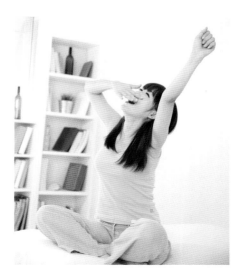

（4）降低对自己过高的期望值。每个人都想追求更高、更快、更完美地做事情，也不断地给自己设定目标，这自然会给自己带来无穷的压力和烦恼。因此，要正确认识自己的能力，量力而行，不要忘了：健康才是事业发展的本钱！

如何用腹部按摩法补脾

Step1 选取穴位

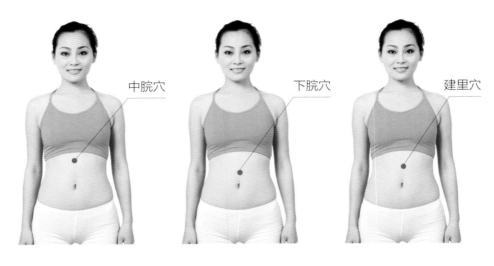

中脘穴 　　　下脘穴 　　　建里穴

Step2 主要手法：揉法、点按法、摩法

实际操作

① 用掌摩法在上腹部顺时针摩动 3 分钟。

② 用点按法点按中脘穴 2 分钟。

③ 用小鱼际揉按下脘穴 2 分钟。

④ 用揉法揉按建里穴 3 分钟。

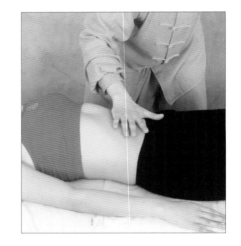

注意：轻重以病人舒适为度，每次 10 分钟左右，每日 1 次。
辅助治疗方法：按摩操作结束后可选择用艾灸灸治以上穴位,每穴操作 10 分钟。

Step3 其他部位辅助穴位

点按脾俞穴、足三里穴，分别按摩 2 分钟，以穴位有酸胀感为度。

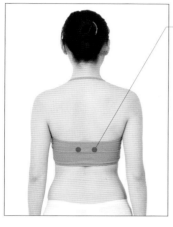

脾俞穴

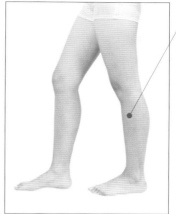

足三里穴

补脾食疗最佳，山药当仁不让

1 酸甜山药

材料：山药 250 克，糖、醋、面粉各适量。

做法：洗净山药，去皮后切成滚刀块，然后沾上干面粉，放入烧至六成热的油锅炸。待山药炸成黄色起皮后，捞起备用。再在油锅中加入糖水和醋一起烧，烧沸后把山药块放入，待山药块被糖汁裹匀即可。

2 山药红枣粥

材料：山药 100 克，粳米 100 克，红枣适量。

做法：山药去皮捣成糊。红枣浸泡在温水中，捞出后去核。将红枣与粳米放入锅中煮成粥。稠粥将成时，把山药糊调入搅匀即可。

3 山药枸杞粥

材料：白米 100 克，山药 300 克，枸杞 10 克。

做法 将白米和枸杞洗净沥干，山药洗净去皮并切成小块。将白米、山药以及枸杞放入锅中煮滚，再改中小火熬煮 30 分钟即可。

肾虚不能乱补，腹部按摩补肾气

中医学认为，肾是先天之本，也就是一个人生命的本钱，人体肾中精气是构成人体的基本物质，与人体生命过程有着密切的关系。

有研究表明，人从 30 岁起，肾中精气开始出现生理性不足。40 岁以后，开始出现明显的亏虚，如果不及时给予补养和治疗，就会越来越虚。

肾虚不但导致机体精、血及微量元素的全面流失，促使体质变得更加虚弱，还加速了机体细胞的衰老。这表现为机体的各个系统、各种功能，包括免疫功能的紊乱失调。如果不及时治疗，长此以往，身体就会出现真正的疾病：感冒、高血压、高血脂、糖尿病、贫血、前列腺增生等。

呵护肾气、养肾防衰从 4 个方面着手

（1）保护肾精。在中医的抗衰老、保健康的理论中，常把保护肾精作为一项基本措施。对此，前人早有定论："二十者，四日一泄；三十者，八日一泄；四十者，十六日一泄；五十者，二十日一泄；六十者，当闭固而勿泄。"总的意思是对房事要有节制，既要节而少，又要宜而和。只要做到节欲保精，就会阴精盈满，肾气不伤，精力充沛，从而有利健康，达到延年益寿的效果。

（2）调畅情志。"恐则伤肾"。只要精神愉快，心情舒畅，则肾气不伤。肾气健旺，五脏六腑得以温煦，功能活动正常，身体才能健康。

（3）爱护脾胃。养肾一定要重视对脾胃的调养，平时应当对食物合理调配，烹调有方，饮食有节，食宜清淡，荤素搭配，忌食秽物，食后调养。只要脾胃不衰，化源有继，肾精得充，精化肾气，自然健康长寿。

（4）起居有常。古人曾提出"春夏养阳，秋冬养阴"的护肾法则。阳者肾气也，阴者肾精也。所以在春季，应该是"夜卧早起，广庭于步"，以畅养阳气；在夏季应该是"夜卧早起，无厌于日"，以温养阳气；在秋季，应该是"早卧早起，与鸡俱兴"，以收敛阴气；在冬季，应该是"早卧晚起，必待正光"，以护养阴气。

如何用腹部按摩法补肾?

Step1 选取穴位

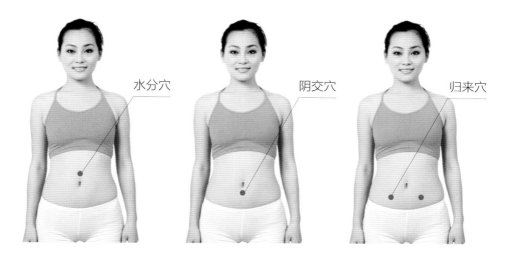

水分穴

阴交穴

归来穴

Step2 主要手法: 拨法、推按法、拿捏法

实际操作

① 用拨法在肚脐旁 0.5 寸处向肚脐方向平缓拨动,操作 3 分钟。

② 然后用推按法推按水分穴和阴交穴 2 分钟,力度适中。

③ 再用拿捏法拿捏两侧归来穴 2 分钟。

④ 最后用推按法推按下腹部 3 分钟。

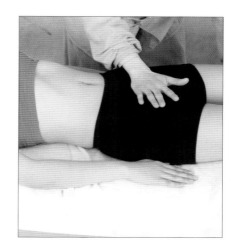

注意: 轻重以病人舒适为度,每次 10 分钟左右,每日 1 次。

辅助治疗方法: 按摩操作结束后可选择用艾灸灸治以上穴位,每穴操作 10 分钟。

Step3 其他部位辅助穴位

点按肾俞穴、三阴交穴，分别按摩 2 分钟，以穴位有酸胀感为度。

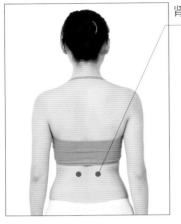
肾俞穴

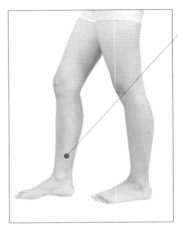
三阴交穴

学几招简单且实用的护肾"秘笈"

中医认为，适当的运动能改善体质、强壮筋骨、活跃思维，有利于营养物质的消化和吸收，从而使肾气得到巩固。因此，保护肾气就要适当运动。以下介绍几种简单养肾护肾小妙招：

 缩肛功

平卧或直立，全身放松，自然呼吸。呼气时，做排便时的缩肛动作，吸气时放松，反复进行30 次左右。早晚均可进行。

 刺激脚心

两手掌对搓热后，以左手擦右脚心，以右手擦左脚心。每日早晚各 1 次，每次搓 300 下。

 强肾操

两足平行，两臂自然下垂，两掌贴于裤缝。脚跟提起，连续呼吸 9 次不落地。再吸气，慢慢曲膝下蹲，两手背逐渐转前，虎口对脚踝。手接近地面时，稍用力抓成拳。憋气，身体逐渐起立，两手下垂握紧。呼气，身体立正，两臂外拧，拳心向前，两肘从两侧挤压软肋，同时身体和脚跟部用力上提，并提肛，呼吸。

"肝胆相照"，腹部按摩也护胆

《黄帝内经·素问》指出："胆者，中正之官，决断出焉。凡十一脏，取决于胆也。"为什么五脏六腑取决于胆？为什么不是取决于心、肝、肾或是脾？按一般人的想法应该是心脏第一，而《黄帝内经》为什么把胆提到那么高的位置？

胆是六腑之一，与五脏中的肝相通，并与肝相连，有浓缩、储存、排泄胆汁的作用，其对应五行中的木。胆汁，味苦，呈黄绿色，可促进食物的消化吸收。我们常说肝胆相照，其实胆汁即是由肝的精气所化，且胆汁的排泄必须依赖肝的疏泄功能。

平时护胆要注意些什么呢？

（1）饮食方面。日常饮食应限制高胆固醇食物，多吃植物纤维类、富含维生素类食物；饮食以温热为宜，以利胆管平滑肌松弛，胆汁排泄；少量多次喝水可加快血液循环，促进胆汁排出，预防胆汁瘀滞，利于消炎排石。

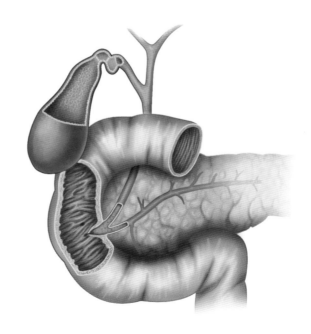

（2）作息时间。胆经的当令时间在子时，也就是夜里的11点到凌晨1点这段时间。经常熬夜的人会有体会，到夜里11点钟的时候，觉得很有精神，还经常会觉得饿，这就是胆经当令，阳气开始生发了。但是大家一定要注意，不要觉得这个时候精神好就继续工作或者娱乐，最好在11点前就入睡，这样才能把阳气养起来。

如何用腹部按摩法护胆？

Step1 选取穴位

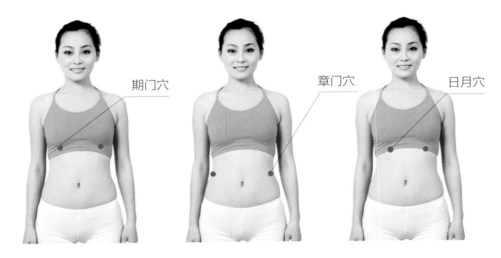

期门穴　　章门穴　　日月穴

Step2 主要手法：摩法、分推法

实际操作

① 用摩法在上腹部顺时针摩动，操作 3 分
钟。

② 用分推法分别推按期门穴、章门穴和日
月穴，每穴 1 分钟。

③ 用分推法分推两侧肋骨，操作 2 分钟。

④ 用摩法摩动下腹部，操作 2 分钟。

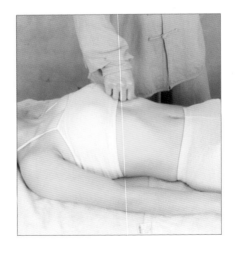

注意： 轻重以病人舒适为度，每次 10
分钟左右，每日 1 次。
辅助治疗方法： 按摩操作结束后可选择
用艾灸灸治以上穴位，每穴操作 10 分钟。

Step3 其他部位辅助穴位

点按胆俞穴、悬钟穴，分别按摩 2 分钟，以穴位有酸胀感为度。

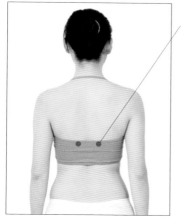

胆俞穴

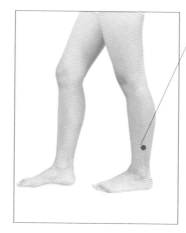

悬钟穴

护胆过程中常见的 5 大问题

问： 患有胆病，在饮食上禁吃什么？

答： 少吃含高脂肪、高胆固醇的动物内脏、肥肉、奶油、油炸食品，如油煎荷包蛋等，以免诱发胆绞痛。禁食辛辣刺激性食物，忌酒。

问： 患有胆病，在饮食上宜吃什么？

答： 饮食宜瘦肉、鱼、豆制品、蔬菜、水果，宜细软，少食多餐等。

问： 胆病发作时，身体有什么症状？

答： 右上腹剧痛，并向右肩背放射痛感，伴有恶心、呕吐、发热甚至出现黄疸，应速到医院检查治疗。

问： 中老年胆病发作时，有什么注意事项？

答： 中老年人胆囊炎发作时，要防止心绞痛、胆囊坏死、穿孔等并发症。反复发作者，应尽早接受手术治疗。

问： 如何确诊自己是否患有胆病？

答： B 超是诊断胆囊炎、胆石症、胆息肉的主要手段，可根据病情定期检查。

长寿之道在于养胃，腹部按摩养胃气

胃为后天之本，也是气血生化之源。胃是制造精血的源头，我们身上的精血全是通过胃消化食物而来的。同时，胃是六腑之海，胃在六腑之中就像大海一样，六腑的运化全在于胃能否消化吸收。胃的好坏以及运化正常与否都对人体有着巨大的影响。那么胃的好坏跟什么有关呢？实际上跟吃、睡和情绪等都有关。胃以降为顺，就是胃在人体中具有肃降的功能。胃气是应该往下行、往下降的，如果胃气不往下降，就会影响睡眠，导致失眠，这就叫做"胃不和则卧不安"。

胃病"三分治，七分养"，养胃要注意什么呢?

养胃应该在饮食上下工夫，以下 6 大原则，生活中须特别注意。

（1）定时定量。即每日三餐定时，到了规定时间，不管肚子饿还是不饿，都应主动进食，避免过饥或过饱，使胃保持有规律的活动。每餐还应保持食量适度。

（2）温度适宜。饮食的温度应以"不烫不凉"为度，否则，过烫过冷的食物进入胃部之后，都会刺激胃黏膜，久而久之，易引发胃病。

（3）细嚼慢咽。对食物充分咀嚼，使食物尽可能变"细"，以减轻胃的工作负担。咀嚼的次数愈多，随之分泌的唾液也愈多，对胃黏膜有保护作用。

（4）饮水择时。最佳的饮水时间是早晨起床空腹时及每次进餐前 1 小时。餐后立即饮水会稀释胃液，汤泡饭也会影响食物的消化。

（5）适当补充维生素 C。维生素 C 对胃有保护作用，胃液中保持正常的维生素 C 量，可有效发挥胃的功能，保护胃部和增强胃的抗癌力。

（6）多甘多暖。甘味食物能滋补脾胃。比如山药、小米、南瓜等食物，都具有很好的补益脾胃的作用，且可以提高免疫力。

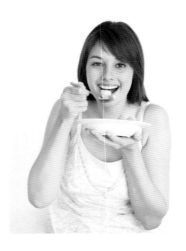

如何用腹部按摩法养胃？

Step1 选取穴位

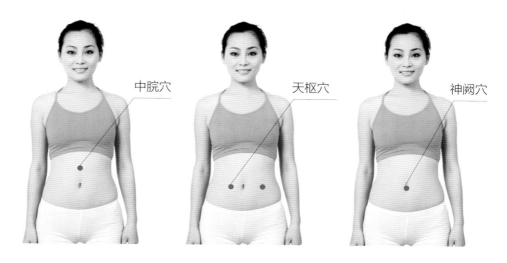

中脘穴　　天枢穴　　神阙穴

Step2 主要手法: 摩法、一指禅推法、压法

实际操作

① 用摩法在上腹部顺时针摩动 3 分钟

② 然后用一指禅推法推按中脘穴 2 分钟。

③ 再用掌压法按压两侧天枢穴 2 分钟。

④ 最后用摩法按摩神阙穴 3 分钟。

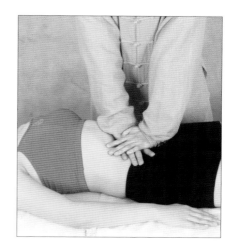

注意: 轻重以病人舒适为度，每次 10 分钟左右，每日 1 次。

辅助治疗方法: 按摩操作结束后可选择用艾灸灸治以上穴位,每穴操作 10 分钟。

Step3 其他部位辅助穴位

点按内关穴、胃俞穴，分别按摩 2 分钟，以穴位有酸胀感为度。

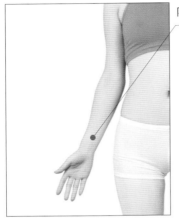
内关穴

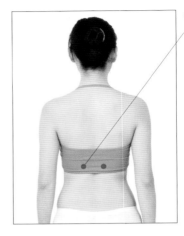
胃俞穴

养胃从食疗出发，花生养胃气

花生具有健脾和胃、利肾去水、理气通乳、治诸血症之功效。主治营养不良、食少体弱、燥咳少痰、咯血、齿衄鼻衄、皮肤紫斑、脚气、产妇乳少等病症。

1 花生小豆鲫鱼汤

材料：花生米 200 克，赤小豆 120 克，鲫鱼 1 条。

做法：将花生米、赤小豆及鲫鱼用大火隔水炖至花生烂熟。

2 花生粥

材料：花生米 50 克，桑叶、冰糖各 15 克。

做法：花生米加水烧沸，加入桑叶及冰糖，改小火同煮至烂熟。

3 红枣花生汤

材料：红枣 50 克，花生米 100 克，红糖适量。

做法：将以上食材用旺火煮沸后，改为小火煮半小时即可。

4 花生粳米粥

材料：花生 50 克，粳米 100 克，冰糖适量。

做法：将花生与粳米加水沸后改小火煮至粥成，放入冰糖即可。

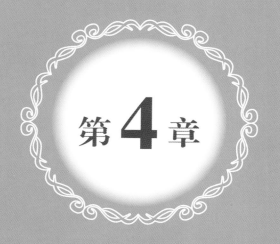

第4章

腹部小按摩，全身大保健

　　疾病形成的基础就是身体气血发生了变化。气为阳，代表热量、动力，气虚、气滞都会影响血的运行，形成血滞、血瘀。气血的不良改变，就是全身亚健康的形成过程，积累到一定的程度就会形成疾病。平时给腹部做点小按摩，让全身气血达到健康状态吧！

NO. 01 告别 "将军肚"

　　减肥属于以减少人体过度的脂肪、减轻体重为目的的行为方式。适度减重可降低患肥胖症的风险，也可提高肥胖并发症患者的健康水平。中医认为，肥胖的发生多因好吃、贪睡、少动引起，与肺、肝、脾、胃、肾等诸多脏腑功能失调有关，在诸多因素的影响下，导致痰湿浊脂滞留体内而形成肥胖。

典型症状

1 痰湿闭阻　　肥胖以面、颈部为甚，按之松弛，头身沉重，心悸气短，胸腹满闷，嗜睡懒言，口黏纳呆，大便黏滞不爽，间或溏薄，小便如常或尿少，身肿，舌胖大而淡，边有齿印，苔腻，脉滑或细缓无力。

2 胃肠腑热　　体质肥胖，上下匀称，按之结实，消谷善饥，食欲亢进，口干欲饮，怕热多汗，急躁易怒，腹胀便秘，小便短黄，舌质红、苔黄腻，脉滑有力。

腹部按摩调理方法

Step1 选取穴位

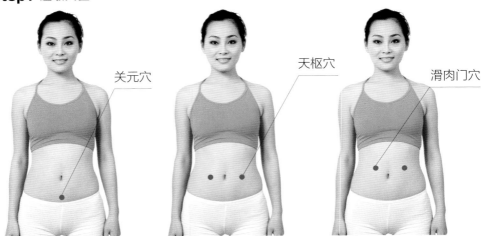

关元穴

天枢穴

滑肉门穴

Step2 主要手法: 推擦法、一指禅推法、拿捏法

实际操作

① 用推擦法从胸部两侧向下推擦至腰部，操作 3
分钟。

② 用一指禅推法推按滑肉门穴 2 分钟

③ 用推擦法从天枢穴推擦至关元穴，操作 3 分钟。

④ 用拿捏法拿捏腹部赘肉，操作 2 分钟。

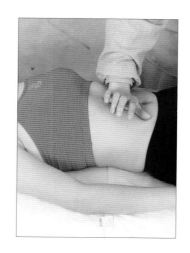

注意: 每次 10 分钟左右，每日 1 次。
按摩操作结束后可选择用艾灸灸治以
上穴位，每穴操作 10 分钟。

Step3 其他部位辅助穴位

点按丰隆穴、足三里穴、脾俞穴和肾俞穴，分别按摩 2 分钟，以穴位有酸胀感为度。

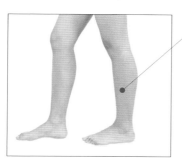

丰隆穴

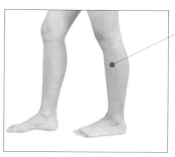

足三里穴

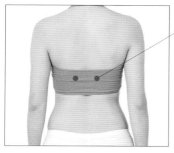

脾俞穴

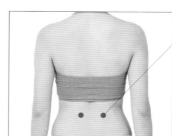

肾俞穴

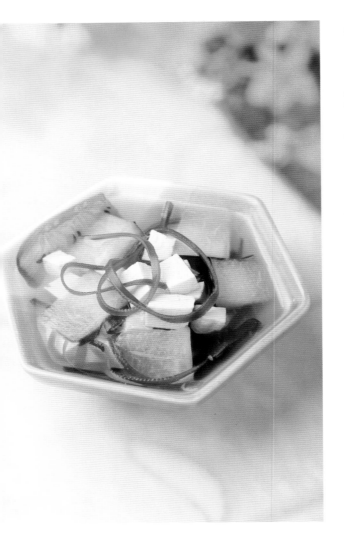

海带冬瓜豆腐汤

【原料】

冬瓜200克,豆腐100克,海带50克,盐、香油、味精、高汤适量。

【做法】

1. 将冬瓜去皮瓤洗净切片,海带用温水浸泡洗净,豆腐洗净切片备用。

2. 将高汤倒入锅中,置于火上,调入适量盐、味精,煮至沸腾。

3. 高汤沸腾后,加入冬瓜、豆腐、海带煲至熟,淋入香油即可。

【功效】冬瓜具有清热解毒、利水消肿的功效,能减少体内脂肪;豆腐能生津润燥、和脾胃,还可以保护肝脏、促进机体代谢。以上食材烹制此汤,具有利水渗湿、泄热降脂的功效,对脂肪肝、高血脂、肥胖症均有一定的疗效。

日常生活小贴士

1. 要有合理的饮食原则。应该科学地安排饮食起居,合理安排每日三餐,定时定量进餐,"早餐吃饱,午餐吃好,晚餐吃少"。

2. 适当运动。饭后活动散步,工作时间坚持做操,以增加活动量。只要能使身体发热出汗、活动全身肌肉,稍感疲劳都是可以的。

3. 心理调整。保持心情舒畅愉快,有利于健康长寿,减少肥胖发生的机会。

NO. 02 提高睡眠质量

　　睡眠质量不好是由于情志、饮食内伤，病后及年迈，禀赋不足，心虚胆怯等病因，引起心神失养或心神不安，从而导致经常不能获得正常睡眠为特征的一类病症。轻者入睡困难，或寐而不酣，时寐时醒，或醒后不能再寐，重则彻夜不寐。中医学认为本病病位在心，心血不足、心脾两虚者补益心脾，心胆气虚者补心壮胆，痰火内扰者清热化痰。

典型症状

1　心脾两虚　多梦易醒，心悸健忘，身疲力乏，饮食无味，面无血色，舌淡苔白，脉细弱。

2　心肾不交　失眠多梦，潮热盗汗，头晕耳鸣，口干舌燥，手足心热，小便黄赤，舌红少苔，脉细数。

3　肝郁化火　失眠，性情急躁易怒，不思饮食，口渴喜饮，目赤口苦，小便黄，便秘，舌红苔黄，脉弦数。

腹部按摩调理方法

Step1 选取穴位

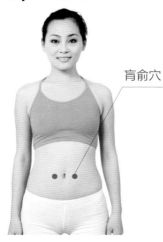
肓俞穴

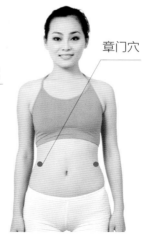
章门穴

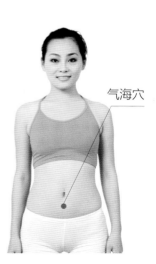
气海穴

Step2 主要手法: 推法、摩法

实际操作

① 用推法从上腹部推至下腹部，操作 3 分钟。

② 用摩法顺时针按摩腹部，操作 2 分钟。

③ 用分推法推按两侧章门穴，操作 2 分钟。

④ 用推法从肓俞穴推至气海穴，操作 3 分钟。

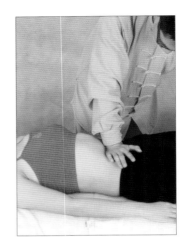

注意: 每次 10 分钟左右，每日 1 次。按摩操作结束后可选择用艾灸灸治以上穴位，每穴操作 10 分钟。

Step3 其他部位辅助穴位

点按百会穴、心俞穴、神门穴和内关穴，分别按摩 2 分钟，以穴位有酸胀感为度。

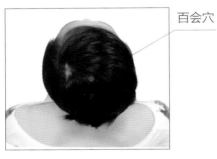
百会穴

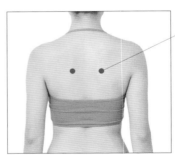
心俞穴

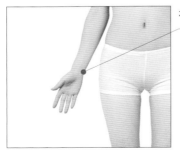
神门穴

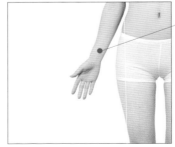
内关穴

百合绿豆汤

【原料】

鲜百合 120 克，水发绿豆 130 克，盐 2 克。

【做法】

1. 砂锅中注入适量清水烧热，放入洗好的绿豆，盖上盖，用小火煮约 20 分钟。

2. 揭开盖，放入洗好的百合，拌匀，盖上盖，用小火续煮约 30 分钟。

3. 揭开盖，加入少许盐、鸡粉，拌匀调味。

4. 转小火，稍煮至熟透。

【功效】绿豆含有蛋白质、B 族维生素、胡萝卜素、钙、磷、铁等营养成分，具有增进食欲、清热解毒、维持皮肤弹性、利水消肿等功效，与百合搭配还能养心安神，缓解失眠多梦。

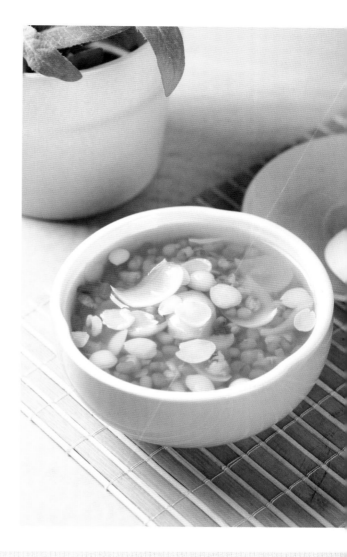

日常生活小贴士

1. 失眠患者最好的睡眠时间为 10 点钟以前睡觉，早上 6 点起床，中午有可能再睡一刻钟到半小时，就更好。

2. 失眠患者采用药物治疗见效后，切忌不要立即恢复原来的工作，或者是又进入了原来的精神环境。

3. 可以适当进行一些运动锻炼，有助于提高睡眠质量。

NO. 03 ▶ 消除食积

消化不良是由胃动力障碍所引起的疾病，也包括胃蠕动不好的胃轻瘫和食道反流病。消化不良在中医学属于"脘痞""胃痛""嘈杂"等范畴，其病在胃，涉及肝脾，病机主要为脾胃虚弱、气机不利、胃失和降，常由于先天禀赋不足、饮食失节、外感湿邪等引起，多表现为饮食无味，食后上腹饱胀，恶心呕吐等。

典型症状

1 **肝气犯胃**　胃脘胀痛，脘痛连胁，胸脘痞满，纳呆嗳气，喜叹息，烦躁易怒，或焦虑不寐，随情志因素而变化，舌苔薄白，脉弦。

2 **饮食停滞**　脘腹胀满，嗳腐吞酸、纳呆恶心，或呕吐不消化食物，舌苔厚腻，脉滑。

3 **脾胃虚弱**　胃脘痞满，餐后早饱，嗳气，不思饮食，口淡无味，四肢乏力沉重，常多自利，舌苔白腻，脉沉濡缓。

腹部按摩调理方法

Step1 选取穴位

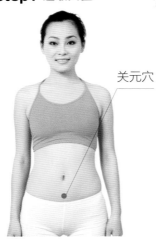
关元穴

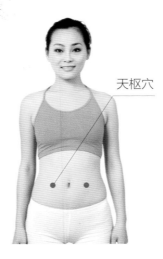
天枢穴

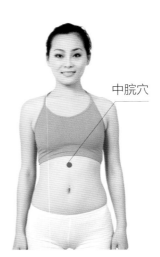
中脘穴

Step2 主要手法：推压法、叠按法

实际操作

① 患者仰卧，解开衣扣和裤带。

② 用推压法从上腹到小腹3～4遍。

③ 以叠按法施于中脘、天枢、关元3穴，每穴按2～3分钟。

④ 每按一穴后施推压法2～3遍。

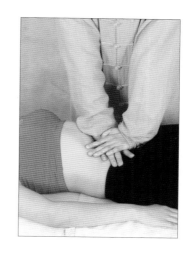

注意： 每次10分钟左右，每日1次。按摩操作结束后可选择用艾灸灸治以上穴位，每穴操作10分钟。

Step3 其他部位辅助穴位

点按内关穴、足三里穴、脾俞穴和胃俞穴，分别按摩2分钟，以穴位有酸胀感为度。

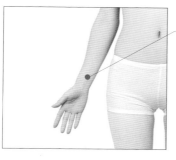
内关穴

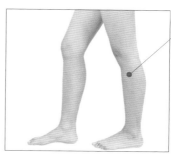
足三里穴

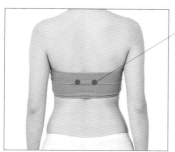
脾俞穴

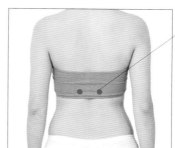
胃俞穴

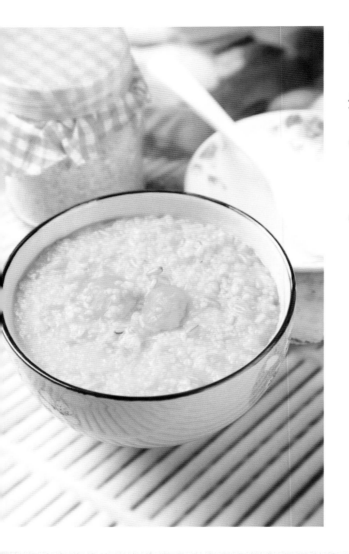

润肠板栗燕麦粥

【原料】

板栗肉50克，小米50克，燕麦70克，冰糖20克。

【做法】

1. 砂锅中注入适量清水，倒入板栗，盖上盖，用大火煮开。

2. 揭盖，放入燕麦，拌匀，盖上盖，用大火煮开后转小火续煮40分钟。

3. 揭盖，加入泡好的小米，拌匀，盖上盖，小火续煮30分钟至熟。

4. 揭盖，加入冰糖，搅拌至溶化即可。

【功效】小米含有蛋白质、脂肪、碳水化合物、胡萝卜素、铁、钾等矿物质，具有防止消化不良、滋润肌肤、祛斑美容等多种功效，还可改善因脾虚、肾虚引起的便秘问题。

日常生活小贴士

1. 忌牛奶和奶制品、豆浆等豆制品、太甜的食品、刺激性食物、高脂肪饮食，以及经过发酵的食品（如馒头、蛋糕、饼干等）。

2. 戒烟、避免过度饮酒、减少咖啡和浓茶的摄入。

3. 生活要规律，保证充足的睡眠，保持良好的心态，适当参加运动和力所能及的体力劳动。

NO. 04 通便排毒

便秘是临床常见的复杂症状，而不是一种疾病，主要是指排便次数减少、粪便量减少、粪便干结、排便费力等。中医认为便秘病位在肠，但与脾、胃、肺、肝、肾等功能失调均有关联。外感寒热之邪、内伤饮食情志、阴阳气血不足等均可使肠腑壅塞或肠失温润，大肠传导不利而产生便秘。

典型症状

1 热性便秘 　大便干结、质硬，腹胀，腹痛，面红身热，口干口臭，舌红，苔黄燥，脉洪数。

2 气滞便秘 　大便干结，或不甚干结，欲便不得出，或便而不畅，肠鸣矢气，腹中胀痛，胸胁满闷，嗳气频作，饮食减少，舌苔薄腻，脉弦。

3 阴寒积滞 　大便艰涩，腹痛拘急，胀满拒按，胁下偏痛，手足不温，呃逆呕吐，舌苔白腻，脉弦紧。

腹部按摩调理方法

Step1 选取穴位

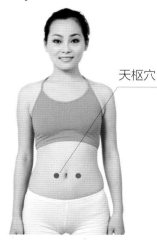
天枢穴

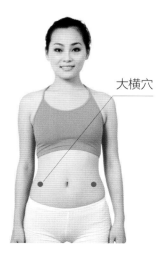
大横穴

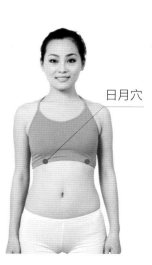
日月穴

Step2 主要手法：摩法、点按法、推法

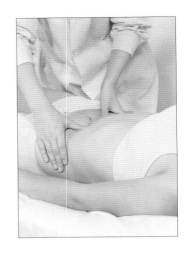

实际操作

① 用推法从肚脐向左右两侧推按，操作 3 分钟。

② 用点按法按摩天枢穴和大横穴，每穴操作 1 分钟。

③ 用摩法按摩下腹部，操作 2 分钟。

④ 用分推法推按两侧日月穴，操作 3 分钟。

注意： 每次 10 分钟左右，每日 1 次。按摩操作结束后可选择用艾灸灸治以上穴位，每穴操作 10 分钟。

Step3 其他部位辅助穴位

点按支沟穴、大肠俞穴、胃俞穴和足三里穴，分别按摩 2 分钟，以穴位有酸胀感为度。

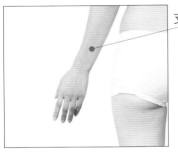
支沟穴

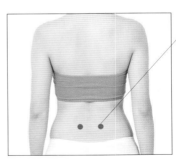
大肠俞穴

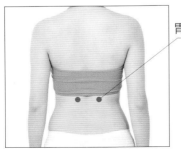
胃俞穴

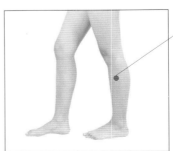
足三里穴

杏仁松子大米粥

【原料】

水发大米 80 克，松子 20 克，杏仁 10 克，白糖 25 克。

【做法】

1. 砂锅中注入适量清水烧开，倒入大米，拌匀，加盖，大火煮开转小火煮 30 分钟。

2. 揭盖，放入松子、杏仁，拌匀，加盖，小火续煮 20 分钟至食材熟软。

3. 揭盖，放入白糖，搅拌约 2 分钟。

4. 关火，将煮好的粥装入碗中即可。

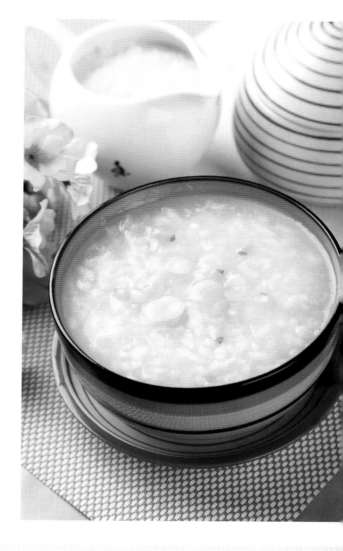

【功效】松子含有蛋白质、不饱和脂肪酸、碳水化合物、膳食纤维及钙、铁、钾等营养成分，具有健脾止泻、延缓衰老、滋阴润肺等功效，与杏仁搭配煮粥食用，排毒通便效果明显。

日常生活小贴士

1. 补充有益菌。服用抗生素或其他药物后，肠道内有益菌群遭到破坏，消化不良，会引起便秘。平时可食用酸奶、蜂蜜等食物培养肠道有益菌。

2. 不宜久坐，每隔 1 ~ 2 个小时站起来活动一下身体，这样可以刺激肠道、促进肠蠕动。

3. 注意适当休息和精神放松，多食用含有丰富的 B 族维生素的胡萝卜。

让四肢暖暖的

天气一冷，很多女性就感觉全身发冷，尤其手脚冰凉得受不了。女性天生抗寒的劣势、心理压力、经期、孕期、贫血、胃肠症等均可导致手足易冷。中医认为，手脚冰凉是受到天气转凉或身体受凉等因素的影响，致使肝脉受寒，肝脏的造血功能受到影响，导致肾脏阳气不足，肢体冷凉，手脚发红或发白，甚至出现疼痛的感觉。

典型症状

1 气虚血瘀　　素体气虚，不能行血，以致脉络瘀阻，筋脉肌肉失去濡养，所以手足发凉，舌质发暗，甚则淡紫，舌下静脉黑长。

2 气血亏虚　　神疲乏力，面色苍白无华，手足冰凉，发麻怕冷，甚则冷过肘膝，舌淡，脉细无力。

3 阳气内郁　　肝气不舒，所致阳气内郁不能发散，手足不温，甚则抽搐昏迷，牙关紧闭，手足紧握，但患者的胸腹是发热的，脉弦，舌质基本正常。

腹部按摩调理方法

Step1 选取穴位

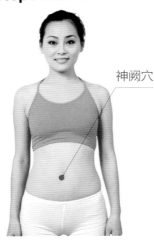
神阙穴

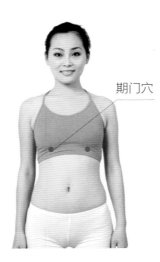
期门穴

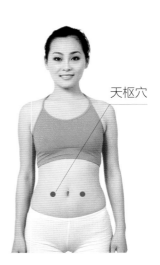
天枢穴

Step2 主要手法: 摩法、揉法、推法

实际操作

① 搓热掌心，覆盖在神阙穴上，用摩法摩动 2 分钟。

② 用揉法从上腹部揉至下腹部，操作 2 分钟。

③ 用推法从上腹部中部推至两侧，操作 3 分钟。

④ 用推法从期门穴推向天枢穴，操作 3 分钟。

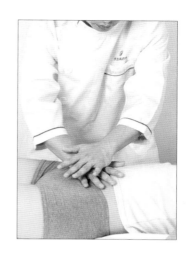

注意: 每次 10 分钟左右，每日 1 次。按摩操作结束后可选择用艾灸灸治以上穴位，每穴操作 10 分钟。

Step3 其他部位辅助穴位

点按大椎穴、肾俞穴、足三里穴和涌泉穴，分别按摩 2 分钟，以穴位有酸胀感为度。

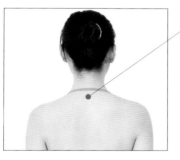

大椎穴

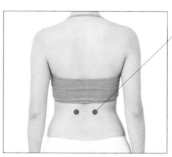

肾俞穴

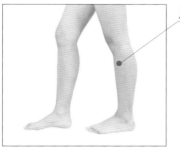

足三里穴

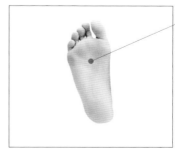

涌泉穴

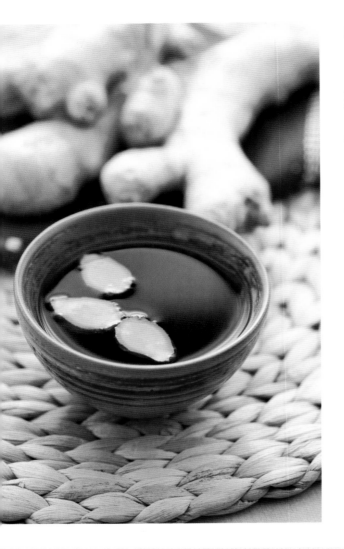

红糖枸杞老姜茶

【原料】

老姜 1 块，50 克枸杞，50 克红糖，500 毫升水。

【做法】

1. 将老姜去皮，洗净切片。

2. 锅里放清水和红糖，大火烧开。

3. 放入姜片，用大火烧开后，转小火煮 15 分钟。

4. 最后放入枸杞，稍微煮 5 分钟，即可出锅饮用。

【功效】红糖性温、味甘、入脾，具有益气补血、健脾暖胃、活血化瘀的作用；老姜味道辛辣，可以温阳散寒。此茶有助于改善女性手足易冷。

日常生活小贴士

1. 每天要保证 6 个小时以上的睡眠时间，充足的睡眠有利于储藏阳气，蓄积阴精。

2. 每晚睡觉前坚持用 40℃ 的热水泡脚，在热水中加入生姜或甘菊、肉桂、迷迭香等精油，也可促进血液循环。

3. 不要偏食、过度减肥，让身体储存适量的脂肪。

NO. 06 调节水液代谢

　　水肿是指血管外的组织间隙中有过多的体液积聚，为临床常见症状之一。依据症状表现不同而分为阳水、阴水两类，常见于肾炎、肺心病、肝硬化、营养障碍及内分泌失调等疾病。中医认为其病本在肾，其标在肺，其制在脾、肺、肾三脏功能失调，膀胱气化无权，三焦水道失畅，水液停聚，泛溢肌肤而成水肿。

典型症状

1 外感邪毒　　水肿起于眼睑，继则四肢及全身皆肿，或先皮肤长疮，咽喉肿痛，扁桃体肿大，继而眼睑水肿，延及全身；来势迅速，多有恶寒发热，肢节酸痛，小便短少等症，伴外感风寒或风热症状。

2 脾虚湿盛　　全身水肿，皮肤绷急光亮，按之没指，小便短少，身体困重，胸闷腹胀，烦热口渴，纳呆，泛恶，苔腻，脉沉缓，起病较缓，病程较长。

3 脾肾阳衰　　身肿，腰以下为甚，按之凹陷不易恢复，脘腹胀闷，食少便溏，面色不华，畏寒肢冷，腰部冷痛酸重，神疲乏力，苔白腻或白滑。

腹部按摩调理方法

Step1 选取穴位

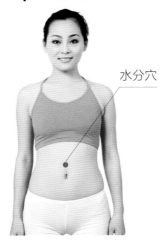
水分穴

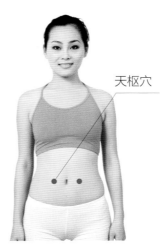
天枢穴

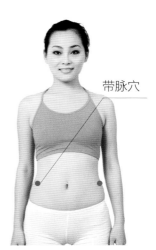
带脉穴

Step2 主要手法：拿法、按法、推法

实际操作

① 用拿法在腰腹部处按摩，操作 3 分钟。

② 用按法按摩水分穴和天枢穴，每穴操作 1 分钟。

③ 用推法推按两侧带脉穴，操作 2 分钟。

④ 用推法从肚脐推向左右两侧，操作 3 分钟。

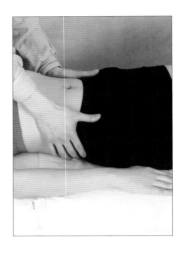

注意： 每次 10 分钟左右，每日 1 次。
按摩操作结束后可选择用艾灸灸治以
上穴位，每穴操作 10 分钟。

Step3 其他部位辅助穴位

点按孔最穴、三阴交穴、阴陵泉穴和复溜穴，分别按摩 2 分钟，以穴位有酸胀感为度。

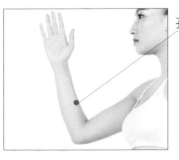

孔最穴

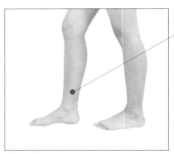

三阴交穴

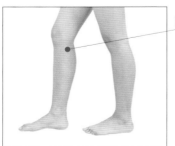

阴陵泉穴

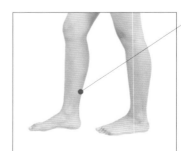

复溜穴

赤小豆炖鲫鱼

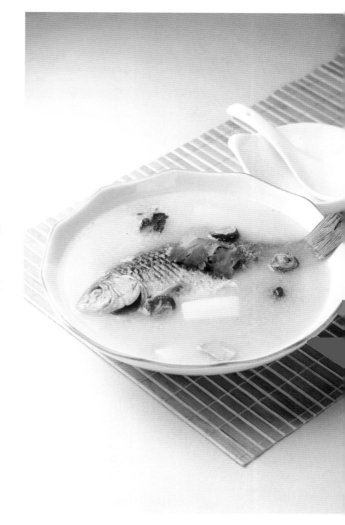

【原料】

赤小豆 50 克，鲫鱼 1 条（约 350 克），
盐适量。

【做法】

1. 将鲫鱼去鳞、内脏，洗净，在鱼两
侧各划一刀备用，赤小豆洗净。

2. 把处理好的鲫鱼和赤小豆放入锅内，
加 2000 ～ 3000 毫升水清炖，炖至
鱼熟烂，加盐调味即可。

【功效】 鲫鱼可益气健脾、利水消
肿、清热解毒、增强抗病能力，
赤小豆可健脾利湿、消肿解毒，
上述合用对水肿、小便排出不畅
等患者都有食疗作用。

日常生活小贴士

1. 平时多食用祛湿消肿、利尿的食物，如冬瓜、薏米、红豆、冬瓜、西瓜等，可以
改善水肿的症状。

2. 可以多按摩，促进淋巴结和血液循环更通畅，带走多余的体内垃圾。

3. 多运动或者做瑜伽改善血液循环，出大量的汗，加速体内垃圾排出体外。

4. 睡前不能喝太多水，这样容易导致机体负荷增加，导致水肿加重。

缓解疲劳

　　人体的疲劳感多源于体内的各种功能失调，典型表现为：短期记忆力减退或注意力不集中、咽痛、肌肉酸痛、无红肿的关节疼痛、头痛、睡眠后精力不能恢复、体力或脑力劳动后身体感觉不适。符合其中 4 项即可诊断为疲劳综合征。中医学认为疲劳与肝、脾、肾的病变有关。其病理机制主要在于劳役过度、情志内伤或复感外邪，致肝、脾、肾功能失调。

典型症状

1 气血亏虚　　疲乏无力，动则加剧，面色苍白，唇甲无华，心悸失眠，神疲懒言，饮食减少，舌质淡，脉细弱。

2 肝郁脾虚　　疲乏无力，头晕心悸，胸胁胀满，纳呆腹胀，便溏不爽，肠鸣或腹痛欲泻，泻后痛减，舌淡苔薄白，脉弦。

3 心脾两虚　　疲乏无力，多梦易醒，心悸健忘，头晕目眩，肢倦神疲，饮食无味，面色少华，舌质淡，苔薄，脉细弱。

腹部按摩调理方法

Step1 选取穴位

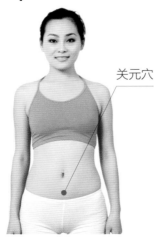
关元穴

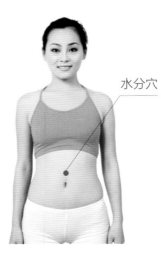
水分穴

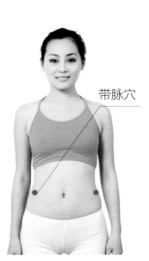
带脉穴

Step2 主要手法：摩法、推法、一指禅推法

实际操作

① 用推法从肚脐向左右两侧推按，操作 3 分钟。

② 用一指禅推法按摩关元穴和水分穴，每穴操作 1 分钟。

③ 用摩法按摩下腹部，操作 2 分钟。

④ 用分推法推按两侧带脉穴，操作 3 分钟。

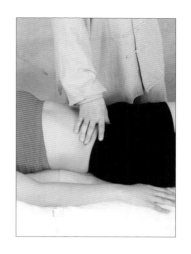

注意： 每次 10 分钟左右，每日 1 次。按摩操作结束后可选择用艾灸灸治以上穴位，每穴操作 10 分钟。

Step3 其他部位辅助穴位

点按涌泉穴、足三里穴、太阳穴和心俞穴，分别按摩 2 分钟，以穴位有酸胀感为度。

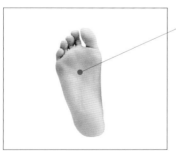
涌泉穴

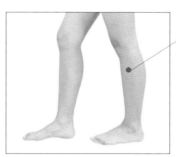
足三里穴

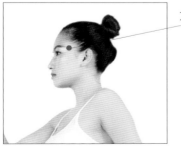
太阳穴

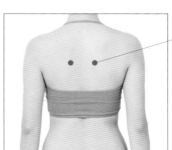
心俞穴

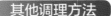

苦瓜芦笋汁

【原料】

苦瓜 90 克，去皮芦笋 50 克，蜂蜜 20 克。

【做法】

1. 洗净的苦瓜去瓤，切小块，洗净去皮的芦笋切小段，待用。

2. 榨汁机中倒入苦瓜块、芦笋段。

3. 注入 80 毫升凉开水，盖上盖，榨约 20 秒成蔬菜汁。

4. 断电后将榨好的蔬菜汁倒入杯中。淋上蜂蜜即可。

【功效】苦瓜含有多种维生素和矿物质，水分含量达 94%，具有清热解毒、消肿排水的功能。芦笋中的膳食纤维柔软可口，具有抗衰老、降三高的作用，并且还能缓解疲劳。

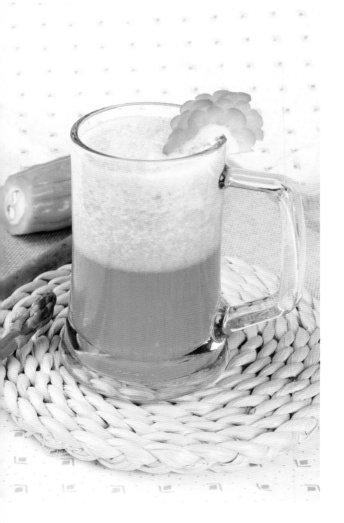

日常生活小贴士

1. 尽量多休息，中午争取小睡一会儿。因为是自限性疾病，只要能够做好日常的作息，劳逸结合，许多人能在 2 周内不经任何治疗而自愈。

2. 少吃甜食，多补充维生素 B，禁烟、限制酒及辛辣刺激性饮食。

3. 每天早上给自己 15 分钟的时间运动，有条件的话，练练瑜伽。

第5章

常见疾病的腹部按摩疗法

　　每个人身上都有出现小病小痛的时候，对待小病痛，不一定要打针、吃药。现代医药虽能治愈部分疾病，却不能使身体恢复到未生病时的健康状态，而且"是药三分毒"，药物会产生很多不良反应，甚至引发某些新的疾病。自己在家动手、按按腹部，把常见小病痛扼杀在摇篮中。

糖尿病

糖尿病是由于血中胰岛素相对不足，导致血糖过高，出现糖尿，进而引起脂肪和蛋白质代谢紊乱的常见的内分泌代谢性疾病。临床上可出现多尿、烦渴、多饮、多食、消瘦等表现。中医认为，糖尿病阴虚为本，燥热为标。燥热在肺，肺燥津伤，则口渴多饮；热郁于胃，消灼胃液，则消谷善饥；虚火在肾，肾虚精亏，封藏失职，则尿多稠浑。燥热盛则阴愈虚，阴愈虚则燥热更甚，形成恶性循环。

典型症状

1 上消证

以多饮为主，口渴喜饮，随饮随渴，小便较多、色黄，咽干灼热，口干唇燥，食量如常，舌红少津，苔黄而干。

2 中消证

胃中嘈杂，多食善饥，烦热，汗多，形体消瘦，大便干结，小便量多。

3 下消证

小便频数、量多、浑浊，渴而多饮，头晕，视物模糊，虚烦，多梦，遗精，腰膝酸软，皮肤干燥，全身瘙痒。

腹部按摩调理方法

Step1 选取穴位

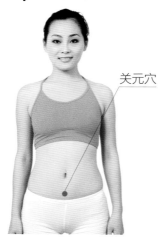

关元穴

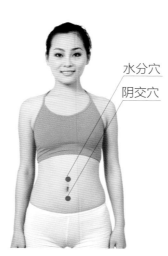

水分穴
阴交穴

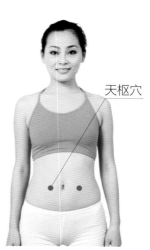

天枢穴

Step2 主要手法：摩法、压法、推法

实际操作

① 用推法从肚脐向左右两侧推按，操作 3 分钟。

② 用压法按摩关元穴、阴交穴和水分穴，每穴操作 1 分钟。

③ 用摩法按摩下腹部，操作 2 分钟。

④ 用分推法推按两侧天枢穴，操作 2 分钟。

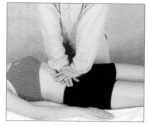

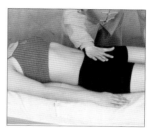

> **注意**：每次 10 分钟左右，每日 1 次。按摩操作结束后可选择用艾灸灸治以上穴位，每穴操作 10 分钟。

Step3 其他部位辅助穴位

点按脾俞穴、胃俞穴、肾俞穴和胃脘下俞穴，分别按摩 2 分钟，以穴位有酸胀感为度。

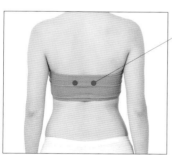
脾俞穴

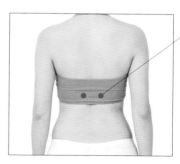
胃俞穴

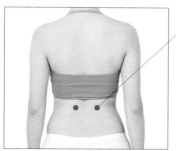
肾俞穴

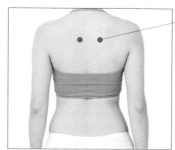
胃脘下俞穴

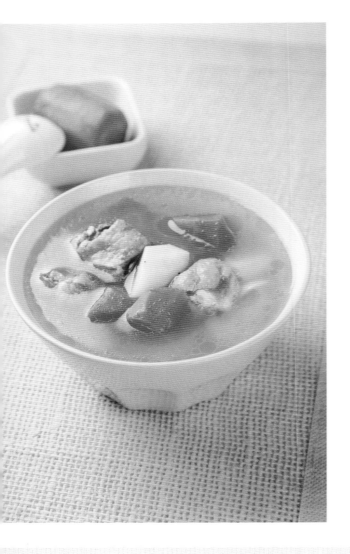

山药胡萝卜炖鸡块

【原料】

鸡肉块 350 克，胡萝卜 120 克，山药 100 克，姜片少许，盐 2 克，鸡粉 2 克，胡椒粉、料酒各少许。

【做法】

1. 胡萝卜、山药切成滚刀块。

2. 锅中注水烧开，倒入鸡肉块，淋料酒，氽去血水。

3. 砂锅中注水烧开，倒入鸡块、姜片、胡萝卜、山药，淋入料酒，拌匀。

4. 小火煮约 45 分钟至食材熟透。

5. 加适量盐、鸡粉、胡椒粉，拌匀调味；关火后盛出锅中的菜肴即可。

【功效】胡萝卜中含有丰富的维生素 A，维生素 A 是构成视网膜的感光物质——视色素，因此胡萝卜适合糖尿病合并视网膜疾病的患者食用。

日常生活小贴士

1. 少食高糖量的食物，尽量选择无糖食品、高纤维食物，如粗粮、含纤维高的蔬菜，大豆及其豆制品也是很好的选择。

2. 适量地进行些运动，比如慢跑、打太极、骑自行车，这些运动都可以有助于提高免疫力，保持较好的代谢。

3. 要遵医嘱按时服药，不要擅自停药、换药，定期赴医院复查。

NO. 02 冠心病

冠心病是由冠状动脉发生粥样硬化，导致心肌缺血的疾病，是中老年人心血管疾病中最常见的一种。在临床上冠心病主要特征为心绞痛、心律不齐、心肌梗死及心力衰竭等。冠心病属中医的"胸痹""胸痛""真心病""厥心痛"等范畴。内因为年老体衰，心、脾、肾、气血、阴阳不足；外因为阴寒侵入、饮食失当、情志失调、劳累过度等，最终导致心血运行受阻，胸脉痹阻而胸痛。

典型症状

1 **心血瘀阻** 心胸疼痛，如刺如绞，痛处固定，入夜痛甚，甚则心痛彻背，或痛引肩背，伴有胸闷，可因暴怒、劳累而加重。

2 **寒凝心脉** 突发心痛如绞，心痛彻背，喘不得卧，多因气候骤冷或骤感风寒而发病或加重，伴肢体寒冷，或四肢不温，冷汗自出，胸闷气短，心悸。

3 **心肾阳虚** 心悸而痛，胸闷气短，动则更甚，自汗，面色苍白，神倦怕冷，四肢欠温或肿胀。

腹部按摩调理方法

Step1 选取穴位

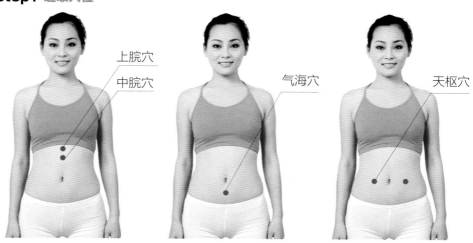

上脘穴
中脘穴
气海穴
天枢穴

Step2 主要手法：摩法、按法、推法

实际操作

① 用推法从肚脐向左右两侧推按，操作 3 分钟。

② 用摩法按摩下腹部，操作 2 分钟。

③ 用推法从上脘穴推至中脘穴，再推至气海穴，操作 3 分钟。

④ 用按法按压两侧天枢穴，操作 2 分钟。

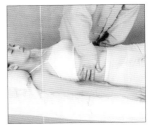

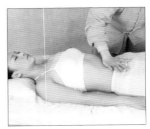

> **注意：** 每次 10 分钟左右，每日 1 次。按摩操作结束后可选择用艾灸灸治以上穴位，每穴操作 10 分钟。

Step3 其他部位辅助穴位

点按心俞穴、膻中穴、大椎穴和足三里穴，分别按摩 2 分钟，以穴位有酸胀感为度。

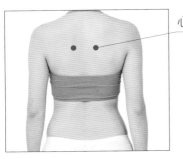
心俞穴

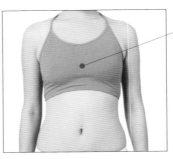
膻中穴

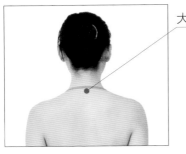
大椎穴

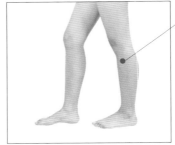
足三里穴

枸杞芹菜炒香菇

【原料】

芹菜 120 克，鲜香菇 100 克，枸杞
20 克，盐、鸡粉、水淀粉、食用油各
适量。

【做法】

1. 鲜香菇切成片，芹菜切成段。

2. 用油起锅，倒入香菇，炒出香味。

3. 放入芹菜，炒匀。注入少许清水，
炒至食材变软，撒上枸杞，翻炒片刻。

4. 加入少许盐、鸡粉、水淀粉，炒匀
调味。

【功效】香菇含有蛋白质、膳食纤维、
B 族维生素、维生素 D、铁、钾等营
养成分，具有增强免疫力、健脾养胃、
益气补血、益智安神等功效。香菇的
菌盖下可多冲洗一会儿，能更好地去
除杂质。

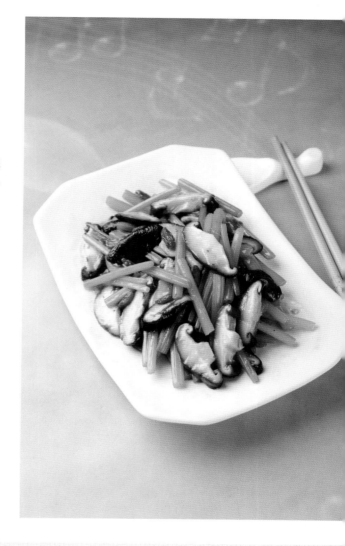

日常生活小贴士

1. 少吃动物脂肪和胆固醇含量高的食物，如蛋黄、鱼子、动物内脏等，多吃鱼和豆制品，
多吃蔬菜和水果。

2. 节制饭量，控制体重，切忌暴饮暴食。冠心病患者尤其注意晚饭不宜吃得过饱。

3. 限制食盐的摄入，要保证每日以 10 克以下为宜。

高血压

　　高血压病是以动脉血压升高为主要临床表现的慢性全身性血管性疾病，血压高于 140/90 毫米汞柱即可诊断为高血压。本病早期无明显症状，部分患者会出现头晕、头痛、心悸、失眠、耳鸣、乏力、颜面潮红或肢体麻木等不适表现。本病可归属中医"头痛""眩晕""肝风"等范畴。《素问·至真要大论》曰："诸风掉眩，皆属于肝。""肾虚则头重高摇，髓海不足则脑转耳鸣。"

典型症状

1 肝火亢盛　　眩晕头痛，惊悸，烦躁不安，面红目赤，口苦，尿赤便秘，舌红，苔黄，脉洪数。

2 阴虚阳亢　　眩晕头痛，头重脚轻，耳鸣，五心烦热，心悸失眠，健忘，舌红少苔，脉数。

3 气虚血瘀　　眩晕头痛，面色萎黄，心悸怔忡，气短乏力，纳差，口唇紫暗，舌淡暗，苔薄白。

腹部按摩调理方法

Step1 选取穴位

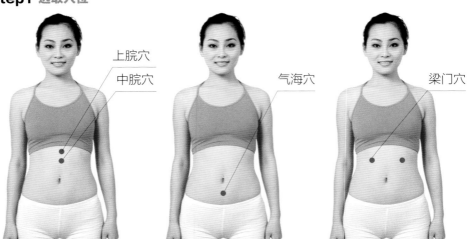

上脘穴
中脘穴
气海穴
梁门穴

Step2 主要手法：摩法、拿法、推法

实际操作

① 用拿法拿捏肚脐周围的肌肉，操作 3 分钟。

② 用摩法按摩下腹部，操作 2 分钟。

③ 用推法从上脘穴推至中脘穴，再退至气海穴，操作 3 分钟。

④ 用分推法推按两侧梁门穴，操作 2 分钟。

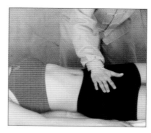

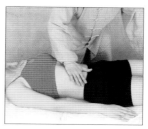

> **注意：** 每次 10 分钟左右，每日 1 次。按摩操作结束后可选择用艾灸灸治以上穴位，每穴操作 10 分钟。

Step3 其他部位辅助穴位

点按血海穴、地机穴、丰隆穴和足三里穴，分别按摩 2 分钟，以穴位有酸胀感为度。

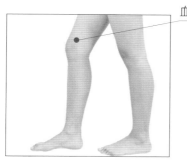

血海穴

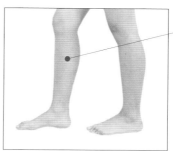

地机穴

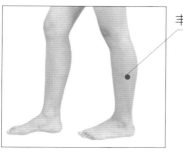

丰隆穴

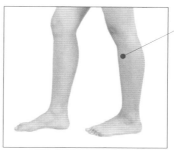

足三里穴

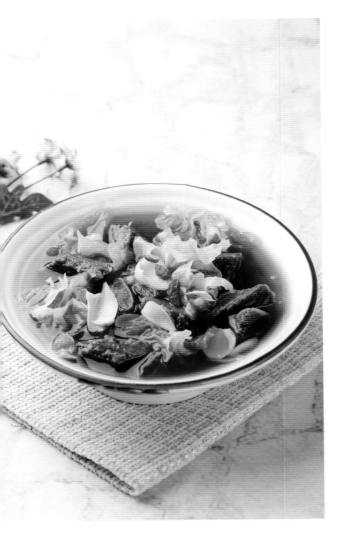

紫薯百合银耳汤

【原料】

紫薯 50 克，水发银耳 95 克，鲜百合 30 克，冰糖 40 克。

【做法】

1. 洗好的银耳切去黄色根部，切成小块；洗净去皮的紫薯切丁。

2. 砂锅中注水烧开，倒入紫薯、银耳。盖上盖，烧开后用小火煮 20 分钟。

3. 揭开盖，加入百合，倒入冰糖，搅拌匀。

4. 再盖上盖，用小火续煮 5 分钟，至冰糖溶化即可。

【功效】银耳含有膳食纤维和天然胶质，可以促进肠胃蠕动，将体内多余的脂肪和胆固醇排出，从而起到降血压的作用。

日常生活小贴士

1. 高血压可常喝大家氏十八珍降下汤，它能起到不断调节代谢平衡，协调机体运作的作用。从而降低三高，稳定血压。并且性质温和、稳定、持久，无任何毒副作用。

2. 早上起床不要猛然起身，醒后再略躺一会儿，起身要缓。

3. 起床的时候喝一杯温开水，可防止血黏稠，对血压高有好处。

NO. 04 高脂血症

血脂主要是指血清中的胆固醇和甘油三酯。无论是胆固醇含量增高，还是甘油三酯的含量增高，或是两者皆增高，统称为高脂血症。高脂血症可直接引起一些严重危害人体健康的疾病，如脑卒中、冠心病、心肌梗死等，也是导致高血压病、糖尿病的一个重要危险因素。

典型症状

1 痰浊阻滞　　形体肥胖，身重乏力，嗜食肥甘厚味，头晕头重，胸闷腹胀，食少恶心，咳嗽有痰。

2 脾虚失运　　形体肥胖，身体困重，肢软无力，头昏，头重如裹，食欲不振，脘腹胀满，便溏，恶心。

3 肝气郁滞　　胸闷憋气，胸痛，两肋胀痛，喜嗳气，头晕头痛，手颤肢麻。

腹部按摩调理方法

Step1 选取穴位

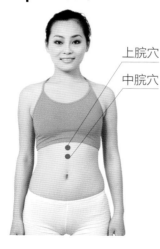
上脘穴
中脘穴

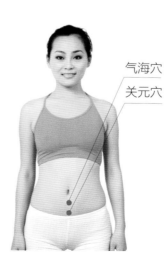
气海穴
关元穴

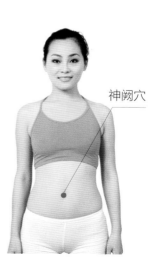
神阙穴

Step2 主要手法：摩法、按法、推法

实际操作

① 用推法从肚脐向左右两侧推按，操作 3 分钟。
② 用摩法按摩神阙穴，操作 2 分钟。
③ 用推法从上脘穴推至中脘穴，再退至气海穴，操作 3 分钟。
④ 用按法按压关元穴，操作 2 分钟。

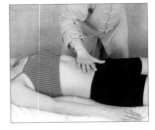

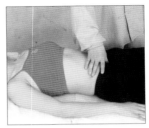

> **注意：** 每次 10 分钟左右，每日 1 次。按摩操作结束后可选择用艾灸灸治以上穴位，每穴操作 10 分钟。

Step3 其他部位辅助穴位

点按血海穴、阴陵泉穴、足三里穴和膻中穴，分别按摩 2 分钟，以穴位有酸胀感为度。

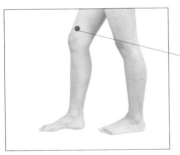

血海穴

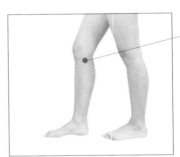

阴陵泉穴

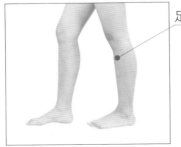

足三里穴

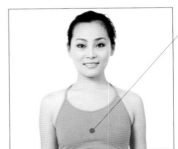

膻中穴

芦笋煨冬瓜

【原料】

冬瓜 230 克，芦笋 130 克，蒜末、葱花各少许，盐 1 克，鸡粉 1 克，水淀粉、芝麻油、食用油各适量。

【做法】

1. 芦笋切段，去皮冬瓜切小块。

2. 锅中注水烧开，倒冬瓜块、芦笋段，加食用油，煮约半分钟，捞出。

3. 用油起锅，放入蒜末、冬瓜块、芦笋段，炒匀；加适量盐、鸡粉、清水，炒匀。

4. 用大火煨煮至全部食材熟软，倒入水淀粉，淋入芝麻油，拌炒均匀即可。

【功效】芦笋中含有丰富的蛋白质、维生素、矿物质和人体所需的微量元素等，因此长期食用芦笋有益脾胃，对人体许多疾病有很好的治疗效果。

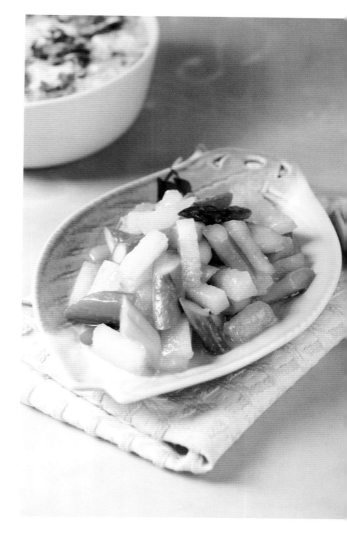

日常生活小贴士

1. 建立良好的生活习惯。戒烟、戒酒，加强体育锻炼，选择适合于本人的轻中度体育活动，劳逸结合，解除各种思想顾虑，心情舒畅，以静养生。

2. 要限制高胆固醇食物的过多摄入，如动物脂肪、动物脑子、内脏、奶油、软体类、贝壳类动物的摄入。

脂肪肝

脂肪肝可以由肝脏本身原因所致，是肝脏脂质代谢异常的病变，还有一些脂肪肝则是因其他疾病影响脂肪代谢的结果。脂肪肝并非临床上一个独立性的疾病，而是各种原因引起的肝脂肪蓄积过多的一种病理状态，可以说脂肪肝纯属于一种病理诊断。中医学中无脂肪肝的病名，但根据其临床表现大多归属于"积证""痞满""胁痛""痰瘀"等病证范围，与肝郁、痰湿有关。

典型症状

1 痰湿阻络
　　形体肥胖，面有油脂，喜食肥甘，胸胁隐痛，腹部胀满，困倦乏力，纳呆口黏，大便油滑，或黏腻不爽，小便浊，舌苔白腻，脉弦滑。

2 肝郁气滞
　　胸胁胀闷，抑郁不舒，或周身窜痛，倦怠乏力，腹胀纳呆，便秘，舌质暗红舌苔薄白，脉弦。

3 肝郁脾虚
　　两胁胀痛，脘痞腹胀饭后为甚，大便溏薄，或完谷不化，纳呆口淡，或恶心呕吐，女子月经不调，气短乏力，舌质淡或暗红，舌苔薄白，脉弦缓。

腹部按摩调理方法

Step1 选取穴位

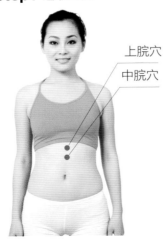
上脘穴
中脘穴

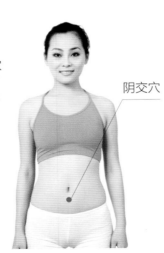
阴交穴

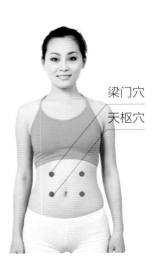
梁门穴
天枢穴

Step2 主要手法: 摩法、按法、推法

实际操作

① 用推法从肚脐向左右两侧推按，操作 3 分钟。

② 用摩法按摩上腹部的梁门穴、中脘穴和上脘穴，操作 2 分钟。

③ 用推法从上脘穴推至中脘穴，再推至天枢穴，操作 3 分钟。

④ 用按法按压阴交穴，操作 2 分钟。

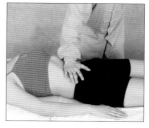

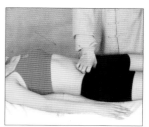

注意: 每次 10 分钟左右，每日 1 次。按摩操作结束后可选择用艾灸灸治以上穴位，每穴操作 10 分钟。

Step3 其他部位辅助穴位

点按至阳穴、肝俞穴、脾俞穴和肾俞穴，分别按摩 2 分钟，以穴位有酸胀感为度。

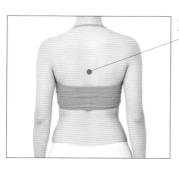
至阳穴

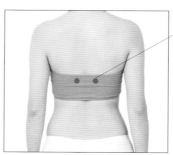
肝俞穴

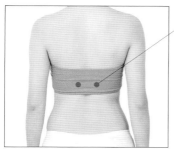
脾俞穴

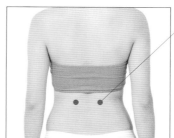
肾俞穴

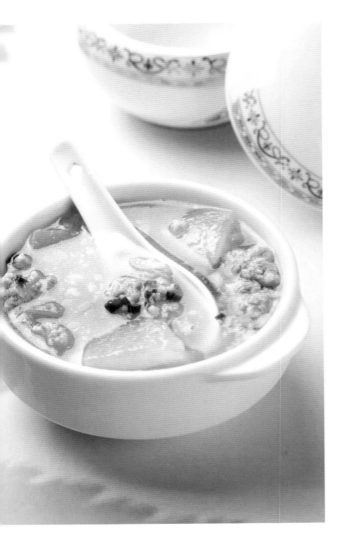

冬瓜豆腐汤

【原料】

泽泻 15 克，冬瓜 200 克，豆腐 100 克，虾米 50 克，盐、香油、味精、高汤适量。

【做法】

1. 将冬瓜去皮瓤洗净切片，虾米用温水浸泡洗净，豆腐洗净切片，泽泻洗净。

2. 将高汤倒入锅中，置于火上，调入适量盐、味精，煮至沸腾。

3. 高汤沸腾后，加入冬瓜、豆腐、虾米煲至熟，淋入香油即可。

【功效】
冬瓜具有清热解毒、利水消肿的功效，能减少体内脂肪；豆腐能生津润燥、和脾胃，还可以保护肝脏、促进机体代谢。以上食材烹制此汤，具有利水渗湿、泄热降脂的功效，对脂肪肝、高脂血症、肥胖症均有一定的疗效。

日常生活小贴士

1. 饮食多样化。多食用鱼、瘦肉、蛋清以及豆制品，可以提供蛋白；多食膳食纤维，如粗杂粮、海带、蔬菜等。

2. 改变不良的饮食习惯。实行有规律的一日三餐，做到"早吃饱，午吃好，晚吃少"，尽量不吃宵夜。饮食宜清淡。

3. 饮食不宜过咸。一般每天食盐控制量以 4~6 克为宜。

脑卒中后遗症

脑卒中又称中风，是以突然昏倒、意识不清、口渴、言语含糊不利、肢体出现运动障碍，半身不遂为特征的疾病。中风后遗症是指中风发病 6 个月以后，仍遗留程度不同的偏瘫、麻木、言语蹇涩不利、口舌歪斜、痴呆等。中医认为，中风之后，脏腑虚损，功能失调，病邪稽留日久，正气定必耗损，临床上本虚标实。当然以本虚症较明显，其中尤其以气虚、肝肾阴虚、心脾阳虚突出。

典型症状

1 痰瘀阻络　　口舌歪斜，言语不利，半身不遂，肢体麻木，口角流涎，舌苔厚腻，脉弦滑。

2 气虚血瘀　　一侧肢体瘫痪，肢软无力，面色萎黄，嗜睡，舌淡苔白，脉弱。

3 肝肾亏虚　　半身不遂，患肢僵硬拘挛变形，舌强不语，肌肉萎缩，腰膝酸软，潮热盗汗。

腹部按摩调理方法

Step1 选取穴位

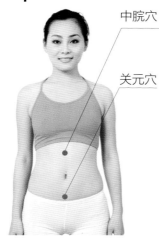
中脘穴
关元穴

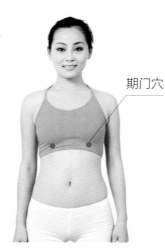
期门穴

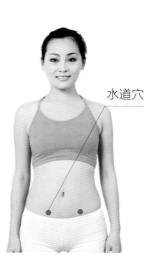
水道穴

Step2 主要手法：摩法、按法、推法

实际操作

① 用推法从肚脐向左右两侧推按，操作 3 分钟。

② 用摩法按摩水道穴，操作 2 分钟。

③ 用推法从中脘穴推至关元穴，操作 3 分钟。

④ 用分推法分推期门穴，操作 2 分钟。

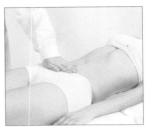

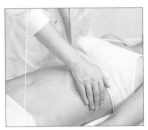

注意： 每次 10 分钟左右，每日 1 次。按摩操作结束后可选择用艾灸灸治以上穴位，每穴操作 10 分钟。

Step3 其他部位辅助穴位

点按风府穴、百会穴、合谷穴和委中穴，分别按摩 2 分钟，以穴位有酸胀感为度。

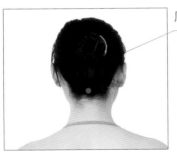

风府穴

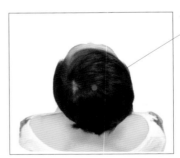

百会穴

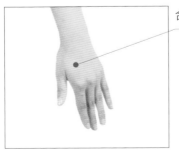

合谷穴

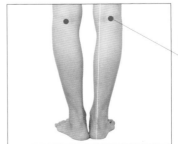

委中穴

黄芪猪肉羹

【原料】

黄芪 30 克，大枣 10 枚，当归 10 克，
枸杞子 10 克，猪瘦肉 100 克，盐适量。

【做法】

1. 将黄芪、当归、枸杞、大枣洗净，
共同放入锅中。

2. 将猪瘦肉洗净切片放锅中，加清水
适量炖汤。

3. 汤成拣去黄芪、当归，加盐调味即可。

【功效】黄芪补气固表，可增强免疫
功能，促进机能代谢；大枣具有宁心
安神、益智健脑、镇静降压等作用；
当归补血和血；枸杞子具有调节免疫
功能的作用，多用于老年性疾病及虚
损性疾病。四者配伍，可以滋补肝肾、
益气起痿、强筋骨、养血脉。

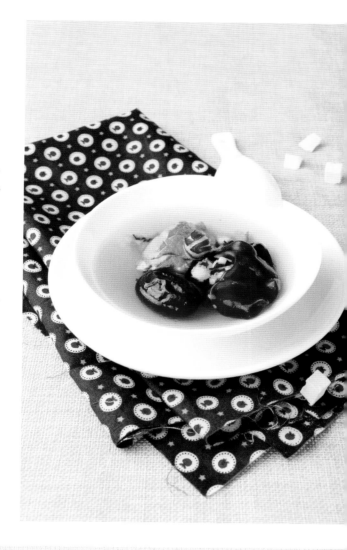

日常生活小贴士

1. 脑中风后遗症患者在平时要多吃一些含碘的食物，这对积极配合治疗具有特别有
益的作用。如海带、紫菜、虾米等，碘可减少胆固醇在动脉壁沉积，防止动脉硬化
的发生。

2. 忌食兴奋神经系统的食物，如酒、浓茶、咖啡及刺激性强的调味品。此外，少吃鸡汤、
肉汤，对保护心脑血管系统及神经系统有益，忌暴饮暴食。

月经不调

月经不调有月经先期、月经后期和月经先后无定期等几种情况。月经先期主要原因是气虚不固或热扰冲任。月经后期,有虚有实。实者或因寒凝血瘀、冲任不畅,或因气郁血滞、冲任受阻;虚者或因营血亏损,或因阳气虚衰,以致血源不足。月经先后无定期主要责之于冲任气血不调,血海蓄溢失常,多由肝气郁滞或肾气虚衰所致。

典型症状

1 阴虚内热
月经先期,量不多,色鲜红质稠,伴有腰膝酸软,面潮红,手足心热,盗汗,心烦失眠,口干,舌红少苔或无苔,脉细数。

2 气滞血瘀
月经后期,量少色暗有块,排出不畅,伴有少腹胀痛,乳胀胁痛,精神抑郁,舌正常或稍暗,脉弦涩。

3 气血亏虚
月经先期,月经量多色淡,质清稀;或月经后期,量少色淡,质清稀;伴有心悸气短,神疲乏力,面色苍白,眩晕,食欲不振,舌淡苔薄,脉细弱无力。

腹部按摩调理方法

Step1 选取穴位

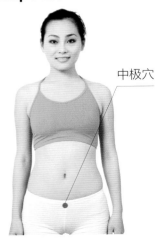
中极穴

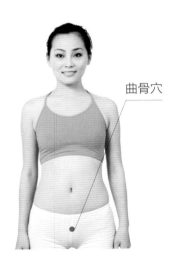
曲骨穴

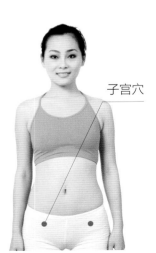
子宫穴

Step2 主要手法: 摩法、揉法、推法

实际操作

① 用摩法轻柔按摩下腹部，操作 3 分钟。

② 用揉法揉按中极穴，操作 1 分钟。

③ 用推法推按子宫穴和曲骨穴，每穴操作 1 分钟。

④ 用分推法从肚脐向左右两侧推按，操作 4 分钟。

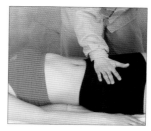

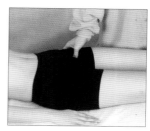

注意: 每次 10 分钟左右，每日 1 次。按摩操作结束后可选择用艾灸灸治以上穴位，每穴操作 10 分钟。

Step3 其他部位辅助穴位

点按命门穴、肾俞穴、血海穴、阴包穴，分别按摩 2 分钟，以穴位有酸胀感为度。

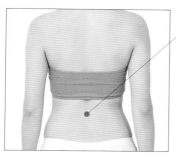

命门穴

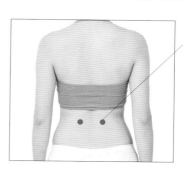

肾俞穴

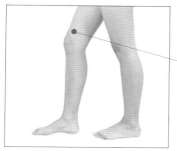

血海穴

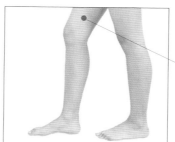

阴包穴

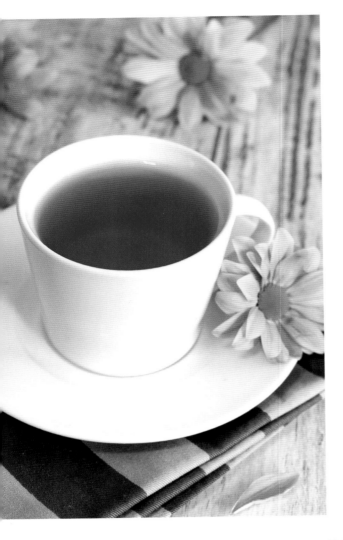

玫瑰益母草调经茶

【原料】

玫瑰花 3 克，益母草 7 克。

【做法】

1. 砂锅中注入适量清水烧开，倒入洗好的益母草。

2. 盖上盖，用中火煮约 10 分钟至其析出有效成分，揭盖，用小火保温，待用。

3. 取一个茶杯，倒入洗净的玫瑰花，将砂锅中的药汁滤入杯中。

4. 泡约 1 分钟至香气散出，趁热饮用即可。

【功效】益母草含有水苏碱、益母草碱、维生素 A、硒、锰等成分，具有活血化瘀、利水消肿、清热解毒、延缓衰老等功效。此品补血活血、调经止痛，对治疗月经不调有很好的疗效。

日常生活小贴士

1. 保持心情愉悦舒畅，生活有规律，避免经常熬夜、过度劳累。

2. 月经来潮时要注意保暖，经期要防寒避湿，避免使小腹受寒，加强锻炼。

3. 注意饮食均衡，多食用瘦肉、谷类、蔬菜及含钙丰富的食物，不宜食生冷食物，忌辛辣油腻的食物。

4. 经期避免盆浴、游泳、碰冰水、淋雨，否则可能造成寒湿滞留及血液循环障碍。

NO. 08 痛经

中医学认为痛经的发生与冲任二脉及胞宫的周期生理变化密切相关，与肝、肾二脏也有关联。如若经期前后冲任二脉气血不和，脉络受阻，导致胞宫的气血运行不畅，"不通则痛"；或胞宫失于濡养，"不荣则痛"。此外，情志不调、肝气郁结、血气受阻；寒湿之邪客于胞宫，气血运行不畅；气血虚弱，肝肾不足均可使胞脉不通、胞宫失养而引起痛经。

典型症状

1 气滞血瘀　　经前或经期小腹胀痛，按之有硬块，月经量少，经行不畅，颜色暗紫有血块，常伴有心烦易怒，胸胁胀痛，舌质紫暗，有瘀点。

2 寒凝胞宫　　经前或经期小腹冷痛，喜暖喜按，痛势较轻，月经量少，颜色淡，患者常伴神疲乏力，畏寒肢冷，食少便稀，舌淡，苔薄白。

3 气血虚弱　　经期或经后小腹隐痛，或小腹及阴部有空坠感，喜揉按，月经量少质稀，颜色淡，神疲乏力，舌质淡，脉细弱。

腹部按摩调理方法

Step1 选取穴位

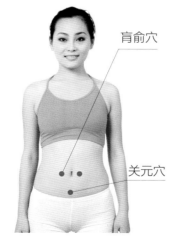

肓俞穴
关元穴

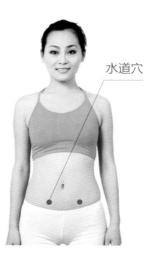

水道穴

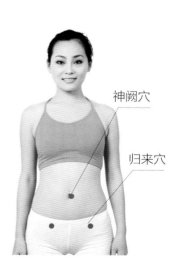

神阙穴
归来穴

Step2 主要手法：摩法、揉法、推法

实际操作

① 搓热掌心按压在神阙穴上，用摩法顺时针按摩，操作 2 分钟。

② 用揉法揉按水道穴、归来穴，每穴操作 1 分钟。

③ 用推法推按关元穴和肓俞穴，每穴操作 1 分钟。

④ 用推法从上腹部推向下腹部，操作 4 分钟。

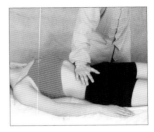

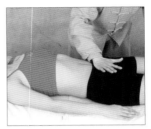

注意： 每次 10 分钟左右，每日 1 次。按摩操作结束后可选择用艾灸灸治以上穴位，每穴操作 10 分钟。

Step3 其他部位辅助穴位

点按八髎穴、肾俞穴、足三里穴和太冲穴，分别按摩 2 分钟，以穴位有酸胀感为度。

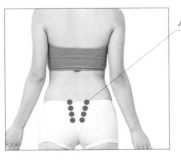

八髎穴

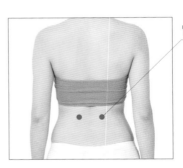

肾俞穴

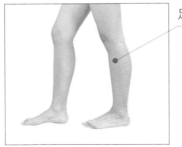

足三里穴

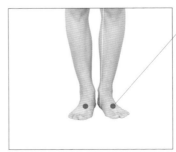

太冲穴

干贝冬瓜煲鸭汤

【原料】

冬瓜185克，鸭肉块200克，咸鱼35克，干贝5克，姜片少许，盐2克，料酒5毫升，食用油适量。

【做法】

1. 冬瓜切块，咸鱼切块，汆煮鸭肉块。

2. 热锅注油，放入咸鱼、干贝，油炸片刻，捞出待用。

3. 开水中倒入鸭块、咸鱼、干贝、姜片，大火煮开后转小火焖煮30分钟。

4. 放入冬瓜块，续煮30分钟至冬瓜熟，加盐即可。

【功效】鸭肉含有蛋白质、不饱和脂肪酸、B族维生素、维生素E、钾、铁、铜、锌等营养成分，具有益气补血、养胃生津、清热健脾等功效。

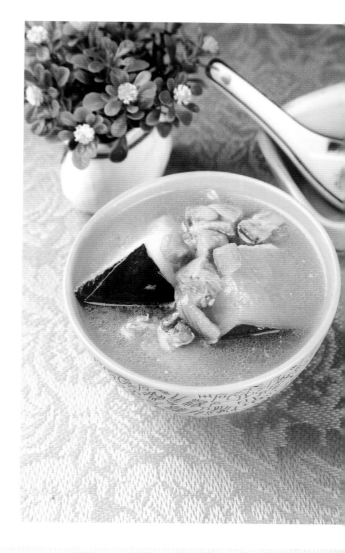

日常生活小贴士

1. 气滞血瘀型患者应选择行气活血的药材和食物，如益母草、香附、当归、川芎、桃仁、红花、山楂等。

2. 气血虚弱型患者宜补气养血，可选择熟地、当归、何首乌、猪蹄、牛肉、乌鸡、猪肝、红枣、桂圆肉等。

3. 寒凝胞宫型患者应选择活血散寒功效的药材和食物，如艾叶、桂枝、羊肉等。

NO. 09 闭经

闭经是指妇女应有月经而超过一定时限仍未来潮者，多为内分泌系统的月经调节机能失常，子宫因素以及全身性疾病所致。中医认为本病的病因不外虚、实两端：虚者因肝肾不足，气血虚弱，血海空虚，无血可下；实者由气滞血瘀，寒气凝结，阻隔冲任，经血不通。闭经病位主要在肝，与脾、肾也有关联。

典型症状

1 肾气亏虚
年逾 16 岁尚未行经或初潮偏迟，或由经期延后，经量减少至月经停闭，体弱，发育欠佳，舌淡，苔白，脉沉细。

2 阴虚血燥
经期延后，量少、色红、质稠，渐至经闭不行，烦热，盗汗甚或骨蒸劳热，干咳，舌红，苔少，脉细数。

3 气血虚弱
经期延后，量少、色淡、质薄，渐至经闭不行，神倦体乏，头晕目眩，心悸气短，面色萎黄，舌淡，苔薄，脉细弱或沉缓。

腹部按摩调理方法

Step1 选取穴位

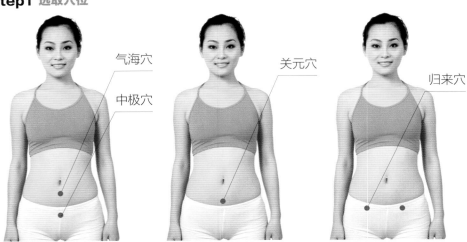

气海穴
中极穴
关元穴
归来穴

Step2 主要手法：滚法、点法、推法

实际操作

① 用滚法在肚脐两侧进行滚动，操作 2 分钟。

② 用点法点按关元穴、气海穴和中极穴，每穴操作 1 分钟。

③ 用推法推按两侧归来穴，操作 2 分钟。

④ 用推法从上腹部推向下腹部，操作 3 分钟。

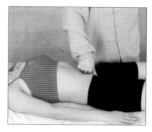

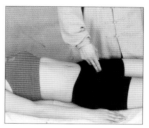

注意： 每次 10 分钟左右，每日 1 次。按摩操作结束后可选择用艾灸灸治以上穴位，每穴操作 10 分钟。

Step3 其他部位辅助穴位

点按膈俞穴、脾俞穴、命门穴和隐白穴，分别按摩 2 分钟，以穴位有酸胀感为度。

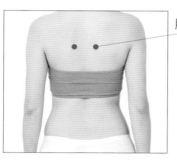
膈俞穴

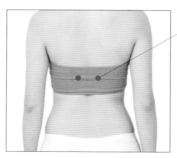
脾俞穴

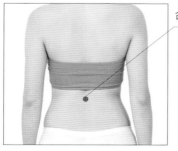
命门穴

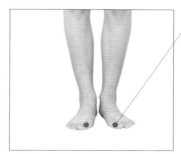
隐白穴

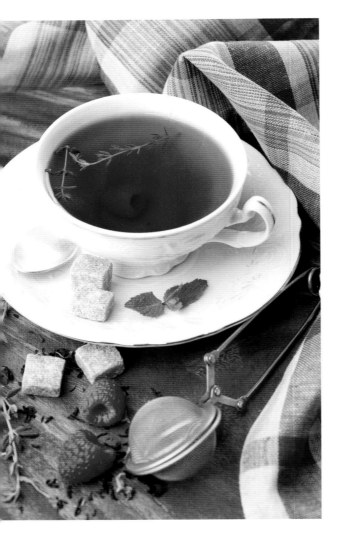

桑葚红花活经茶

【原料】

桑葚 30 克,鸡血藤 10 克,红花 2 克。

【做法】

1. 将红花、鸡血藤洗净后,放于锅中,加入 600 毫升清水。

2. 将锅置于火上,煮沸后中火煎煮成 300 毫升的量。

3. 再加入桑葚调和即可饮用。

【功效】桑葚甘甜,具有滋阴补血、益肾的功能;配上红花、鸡血藤可祛瘀生新血,对闭经有很好的食疗作用。

日常生活小贴士

1. 体质虚弱者宜加强营养,多食高糖、高蛋白、高维生素的食物,如鸡蛋、胡萝卜。

2. 忌暴饮暴食。暴饮暴食会损伤脾胃的功能,使气机不利、血运不行,冲任血少而导致闭经。

3. 注意补血,常食有补血作用的食物,如蛋类、乳类、豆类、瘦肉类、绿叶蔬菜及水果。

4. 忌肥甘厚味,忌过多食用含有较高胆固醇、脂肪食物。

崩漏相当于现代医学的功能性子宫出血，是指妇女非周期性子宫出血，其发病急骤，暴下如注，大量出血者为"崩"；病势缓，出血量少，淋漓不绝者为"漏"。中医认为本病的病机主要是冲任损伤，不能固摄，以致经血从胞宫非时妄行。常见病因有血热、血瘀、肾虚、脾虚等。病变涉及冲、任二脉及肝、脾、肾三脏。

典型症状

1 热血妄行　经血非时而下，量多如崩，或淋漓不断，血色鲜红，质稠，头晕耳鸣，腰酸膝软，心烦少寐，渴喜冷饮，手足心热，颧赤唇红，舌红，脉数。

2 气血亏虚　经血非时而下，量多如崩，或淋漓不断，色淡质稀，神疲体倦，气短懒言，不思饮食，四肢不温，腰背冷痛。

3 气滞血瘀　经血非时而下，量多或少，淋漓不净，血色紫暗有块，小腹疼痛拒按，舌紫暗或有瘀点，脉涩或弦涩有力。

腹部按摩调理方法

Step1 选取穴位

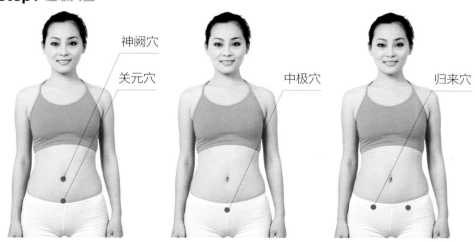

神阙穴
关元穴
中极穴
归来穴

Step2 主要手法：摩法、点法、推法

实际操作

① 搓热掌心按在神阙穴上，顺时针摩动 2 分钟。

② 用点法点按关元穴和中极穴，每穴操作 1 分钟。

③ 用推法推按两侧归来穴，操作 2 分钟。

④ 用推法从上腹部推向下腹部，操作 3 分钟。

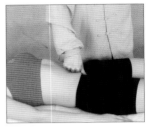

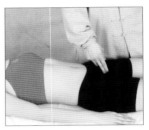

注意： 每次 10 分钟左右，每日 1 次。按摩操作结束后可选择用艾灸灸治以上穴位，每穴操作 10 分钟。

Step3 其他部位辅助穴位

点按百会穴、膈俞穴、三阴交穴和血海穴，分别按摩 2 分钟，以穴位有酸胀感为度。

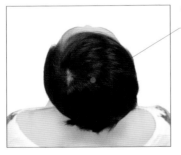
百会穴

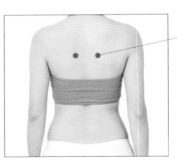
膈俞穴

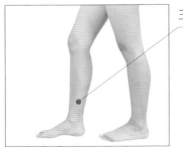
三阴交穴

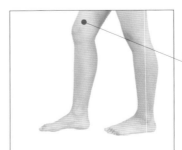
血海穴

阿胶猪皮汤

【原料】

猪皮 130 克，阿胶 10 克，葱白少许，盐 2 克，生抽、料酒各 5 毫升。

【做法】

1. 氽煮猪皮去腥味，捞出，装盘待用。

2. 在阿胶中加入热水，搅拌至溶化。

3. 砂锅中注入适量清水烧热，倒入猪皮、葱白，淋入料酒，焖煮 40 分钟。

4. 加入适量盐、生抽，放入阿胶，拌匀，略煮片刻即可。

【功效】猪皮含有较多的胶原蛋白和少量脂肪，具有滋润肌肤、滋阴补虚、养血益气、强筋壮骨等功效；阿胶补血止血、滋阴润燥。此汤滋阴补虚，养血止血，适用于血虚及功能失调性子宫出血等。

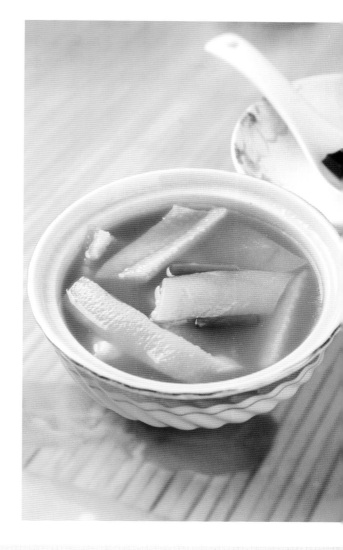

日常生活小贴士

1. 女性要注意身体保健，重视经期卫生，尽量避免或减少宫腔手术，及早治疗月经过多、经期延长、月经先期等出血倾向的月经病。

2. 睡眠要充足，做到早睡早起，多呼吸早晨的新鲜空气，保持心情舒畅，劳逸结合，不要在思想上产生不必要的压力，这对功血崩漏的防治很有效。

3. 生活上应注意劳逸结合，不参加重体力劳动和剧烈运动。

带下病

带下病指阴道分泌多量或少量的白色分泌物，有臭味及异味，色泽异常，常与生殖系统局部炎症、肿瘤或身体虚弱等因素有关。带下病多由脾失健运，水湿内停，下注任带；或肾阳不足，气化失常，水湿内停，下渗胞宫；或素体阴虚，感受湿热之邪，伤及任带，带脉失约，冲任失固所致。湿邪是导致本病的主因，故《傅青主女科》中说"夫带下俱是湿证。"

典型症状

1 脾肾阳虚　　带下量多，色白或淡黄，质稀薄，无臭气，绵绵不断，神疲倦怠，怕冷，小便频数，食少便溏，面色白，舌质淡，苔白腻，脉沉细弱。

2 湿热下注　　带下量多，色黄绿或红白，黏稠，有臭气，或伴阴部瘙痒，胸闷心烦，口苦咽干，小腹或少腹作痛，小便短赤，舌红，苔黄腻，脉滑数。

3 阴虚挟湿　　带下量不甚多，色黄或赤白相兼，质稠或有臭气，腰膝酸软。

腹部按摩调理方法

Step1 选取穴位

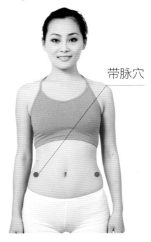
带脉穴

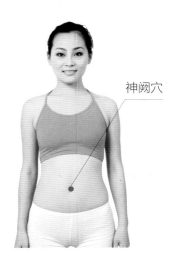
神阙穴

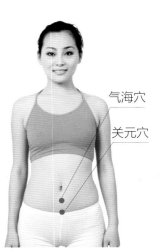
气海穴
关元穴

Step2 主要手法：推法、摩法、捏法

实际操作

① 用分推法推按两侧带脉穴，操作 2 分钟。

② 搓热掌心按压在神阙穴上，用摩法摩动 2 分钟。

③ 用推法推按气海穴和关元穴，每穴操作 2 分钟。

④ 用捏法由上而下捏按腹部，操作 2 分钟。

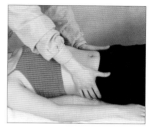

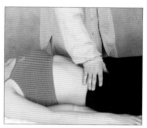

注意： 每次 10 分钟左右，每日 1 次。按摩操作结束后可选择用艾灸灸治以上穴位，每穴操作 10 分钟。

Step3 其他部位辅助穴位

点按百会穴、肾俞穴、蠡沟穴、阴陵泉穴，分别按摩 2 分钟，以穴位有酸胀感为度。

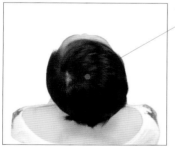
百会穴

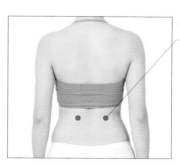
肾俞穴

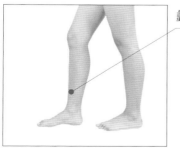
蠡沟穴

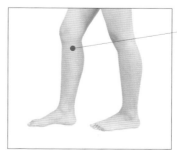
阴陵泉穴

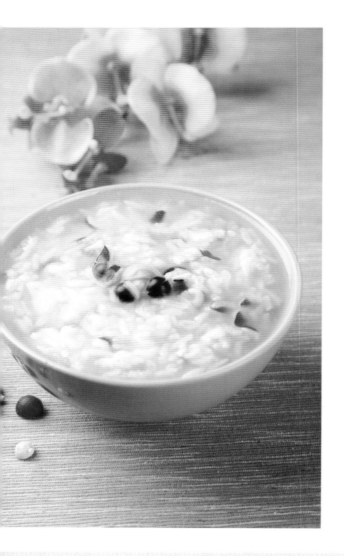

芡实莲子粥

【原料】

水发大米 120 克，水发莲子 75 克，水发芡实 90 克。

【做法】

1. 砂锅中注入清水烧开，倒入备好的芡实、莲子，搅拌一会儿。

2. 盖上锅盖,烧开后用中火煮约 10 分钟。

3. 揭开锅盖，倒入洗净的大米，搅拌片刻。

4. 再盖上锅盖，用中火煮约 30 分钟至食材完全熟软即可。

【功效】莲子含有蛋白质、碳水化合物、莲心碱、钙、磷、钾等营养成分，具有益心补肾、健脾止泻、安神镇静等功效。本品益肾止带，有益白带过多者。

日常生活小贴士

1. 阴道、子宫感染，常出现白带异常症状，应积极治疗、消除炎症。

2. 白带异常可因食入辛辣刺激食品、穿衣不透气、下体闷热导致，女性需忌口和尽量穿着舒适吸汗的棉质内裤。

3. 女性一定要注重个人卫生，出现下体不适时尽量避免性生活，必要时及时就诊，以防病情加重。

NO. 12 盆腔炎

　　盆腔炎，是指女性内生殖器官及其周围结缔组织、盆腔腹膜发生的炎症，可分为急性盆腔炎和慢性盆腔炎。中医认为盆腔炎病变部位主要在肝、脾、肾三脏，涉及冲任二脉。病变初期以实证为主，多见湿热壅盛、瘀热内结，病久邪气滞留，损伤正气，则出现气滞血瘀、脾肾不足的虚实夹杂证。解决湿、热、瘀、虚并存是辨治本病之关键。

典型症状

1 湿热瘀结
下腹疼痛拒按，胀满，寒热反复，经量多，经期延长，淋漓不尽，便溏或燥结，尿短赤，舌红有瘀点，苔黄厚，脉弦滑。

2 气滞血瘀
小腹胀痛，经行腰腹疼痛加剧，经量多，有血块，血块排出痛减，带下量多，经前抑郁，乳房胀痛，舌紫有瘀斑，苔薄，脉弦涩。

3 寒湿凝滞
小腹冷痛，或坠胀疼痛，神倦，腰骶冷痛，经行腹痛加重，喜热恶寒，经行延后，经量少，色黯，带下淋漓，舌黯，苔白腻，脉沉迟。

腹部按摩调理方法

Step1 选取穴位

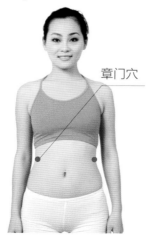
章门穴

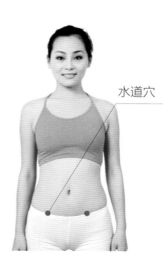
水道穴

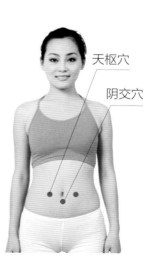
天枢穴
阴交穴

Step2 主要手法：摩法、捏法、推法

实际操作

① 搓热掌心覆盖在肚脐上，摩动 2 分钟。

② 用捏法捏按水道穴和阴交穴，每穴操作 1 分钟。

③ 用推法推按章门穴和天枢穴，每穴操作 2 分钟。

④ 用推法从上腹部推向下腹部，操作 2 分钟。

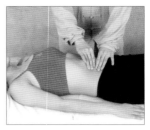

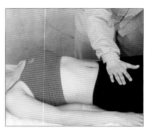

注意： 每次 10 分钟左右，每日 1 次。按摩操作结束后可选择用艾灸灸治以上穴位，每穴操作 10 分钟。

Step3 其他部位辅助穴位

点按脾俞穴、胃俞穴、腰阳关穴和三阴交穴，分别按摩 2 分钟，以穴位有酸胀感为度。

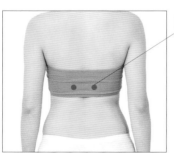
脾俞穴

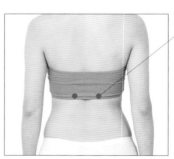
胃俞穴

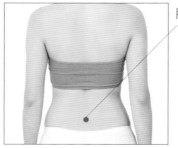
腰阳关穴

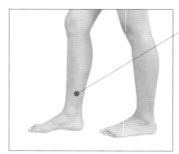
三阴交穴

凉薯胡萝卜鲫鱼汤

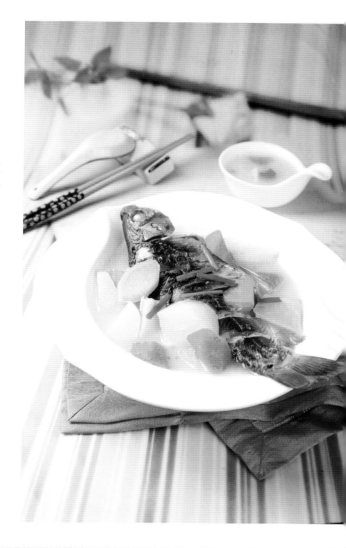

【原料】

鲫鱼 600 克，去皮凉薯 250 克，去皮胡萝卜 150 克，姜片、葱段少许，清水适量，盐、料酒、食用油各适量。

【做法】

1. 洗净的胡萝卜、凉薯切滚刀块。

2. 在洗净的鲫鱼身上划四道口子，撒入少许盐，淋入料酒，腌渍 5 分钟。

3. 热锅注油，放入腌好的鱼。煎约 2 分钟至两面微黄。

4. 加入姜片、葱段，爆香，注入清水，放入凉薯、胡萝卜，加盐焖煮 1 小时。

【功效】鲫鱼含有蛋白质、维生素 A、B 族维生素、钙、磷、铁等营养成分，具有补脾开胃、利水除湿、养生健脾、保健大脑等功效。

日常生活小贴士

1. 盆腔炎患者要注意饮食调护，发热期间宜食清淡、易消化的食物。

2. 带下黄赤、质稠量多、有臭味者属湿热证，应忌食辛辣刺激性、煎烤食物。

3. 高热伤津的患者可食用有清热作用的寒凉性食物，但不可冰镇。

4. 小腹冷痛的患者属寒凝气滞型，可食用姜汤、红糖水、桂圆等温热性食物。

NO. 13 卵巢早衰

卵巢早衰是指卵巢功能衰竭所导致的 40 岁之前即闭经的现象。中医认为有两种原因导致卵巢早衰，一则，素体阴虚血少，天癸渐竭，精血衰少，复加忧思失眠，营阴暗损，或房事不节，精血耗伤，或失血大病，阴血耗伤，肾阴更虚，脏腑失养，遂致卵巢早衰；二则，素体虚弱，肾阳虚衰，经断前后，肾气更虚，复加大惊卒恐，或房事不节，损伤肾气，命门火衰，脏腑失煦，遂致卵巢早衰。

典型症状

1 浆液性卵巢早衰

常见于 30 ~ 40 岁患者，以单侧为多，外观呈灰白色，表面光滑，多为单房性，囊壁较薄，囊内含淡黄色清亮透明的液体。乳头可突出囊壁，在囊肿表面蔓延生长，甚至侵及邻近器官。

2 黏液性卵巢早衰

最常见于 30 ~ 50 岁，多为单侧，肿瘤表面光滑，呈多房性，囊内含藕粉样黏液，偶见囊壁内有乳头状突起，称乳头状黏液性囊腺，右囊壁破裂，细胞可种植于腹膜及内脏表面，产生大量黏液。

3 成熟卵巢早衰

大多发生在生育年龄，又称囊性卵巢早衰或皮样囊肿，占卵巢早衰约 10% ~ 20%。

腹部按摩调理方法

Step1 选取穴位

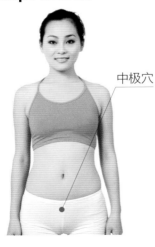
中极穴

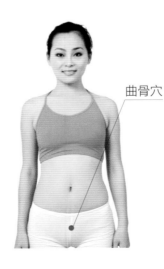
曲骨穴

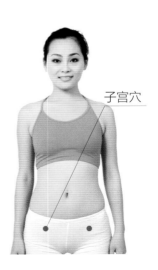
子宫穴

Step2 主要手法：摩法、拿法、推法

实际操作

① 搓热掌心覆盖在肚脐上，摩动 2 分钟。

② 用拿法拿捏腹部的肌肉，操作 2 分钟。

③ 用推法从中极穴推向曲骨穴，每穴操作 2 分钟。

④ 用推法从内向外推按子宫穴，操作 2 分钟。

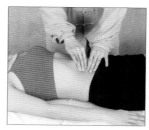

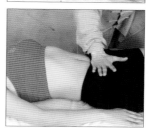

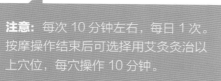

注意： 每次 10 分钟左右，每日 1 次。按摩操作结束后可选择用艾灸灸治以上穴位，每穴操作 10 分钟。

Step3 其他部位辅助穴位

点按血海穴、三阴交穴、照海穴和复溜穴，分别按摩 2 分钟，以穴位有酸胀感为度。

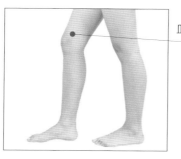

血海穴

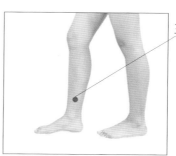

三阴交穴

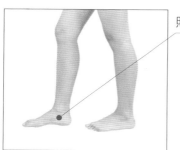

照海穴

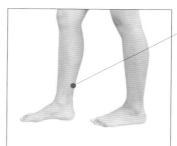

复溜穴

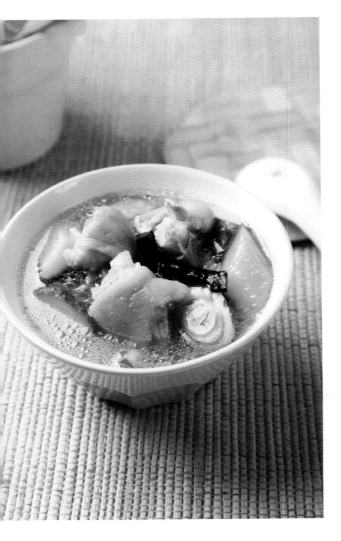

猪蹄灵芝汤

【原料】

猪蹄块 250 克，黄瓜块 150 克，灵芝 20 克，高汤适量，盐 2 克。

【做法】

1. 汆煮猪蹄捞出，沥干水分后，再过一遍凉水，备用。

2. 砂锅中倒入适量高汤，用大火烧开，放入猪蹄，再加入灵芝，搅拌均匀。

3. 盖上锅盖，烧开后煮 15 分钟再转中火煮 1 ~ 3 小时。

4. 揭开锅盖，倒入黄瓜块，焖煮 10 分钟后加盐即可。

【功效】此汤可以使面部皮肤细腻光滑，白里透红，永葆韧性和弹性；促进生殖和机体健康，调节并分泌雌性荷尔蒙，提高两性生活质量。

日常生活小贴士

1. 多补充一些钙元素，这样可以促使卵巢功能能够更快的恢复，补钙的食物很多，像牛奶、虾皮、海带、鸡蛋等等。

2. 睡眠对预防卵巢早衰同样很重要，良好的睡眠是保证身体健康的必需品。

NO. 14 更年期综合征

　　更年期综合征是指妇女在绝经前后，因卵巢功能逐渐衰减或丧失，导致雌激素分泌水平下降，因而引起的自主神经功能失调，代谢障碍为主的一系列疾病。《素问·上古天真论》曰："（女子）七七任脉虚，太冲脉衰少，天癸竭，地道不通。"肾气渐衰、精血不足、冲任亏虚为其本，而心肾不交、心火内扰、肝肾阴虚、肝阳亢盛、脾虚不运、脾肾阳虚等则为发病的主要因素。

典型症状

1 | 心肾不交 | 心悸怔忡，失眠多梦，潮热汗出，五心烦热，情绪不稳，易喜易怒，腰膝酸软，头晕耳鸣。

2 | 肝肾阴虚 | 头晕目眩，心烦易怒，潮热汗出，五心烦热，胸闷胁胀，腰膝酸软，口干舌燥，尿少，便秘。

3 | 脾肾阳虚 | 头昏脑涨，忧郁善忘，脘腹满闷，嗳气吞酸，呕恶食少，神疲倦怠，腰酸肢冷，肢体浮肿，大便稀溏。

腹部按摩调理方法

Step1 选取穴位

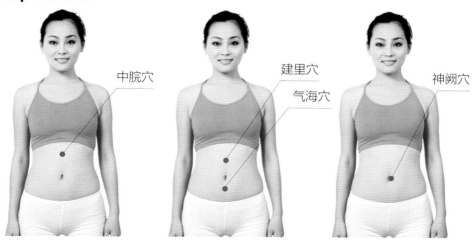

中脘穴

建里穴
气海穴

神阙穴

Step2 主要手法：摩法、按法、拿法

实际操作

① 搓热掌心，覆盖在神阙穴上，用摩法摩动 2 分钟。

② 用拿法拿捏气海穴处的肌肉，操作 2 分钟。

③ 用按法从中脘穴按至建里穴，每穴操作 1 分钟。

④ 用推法从上腹部推向下腹部，操作 2 分钟。

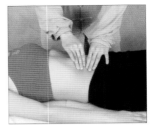

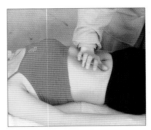

注意： 每次 10 分钟左右，每日 1 次。按摩操作结束后可选择用艾灸灸治以上穴位，每穴操作 10 分钟。

Step3 其他部位辅助穴位

点按心俞穴、肝俞穴、内关穴和涌泉穴，分别按摩 2 分钟，以穴位有酸胀感为度。

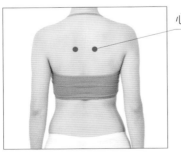

心俞穴

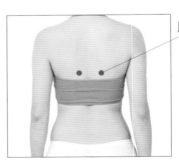

肝俞穴

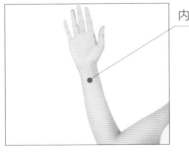

内关穴

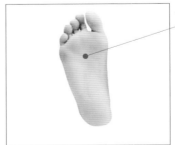

涌泉穴

莲子百合安眠汤

【原料】

莲子 50 克，百合 40 克，水发银耳 250 克，冰糖 20 克。

【做法】

1. 泡好洗净的银耳切去黄色根部，改刀切小块。

2. 砂锅中注水烧开，倒入银耳、莲子，盖上盖，大火煮开后转小火煮 40 分钟。

3. 揭盖，放入泡好的百合，盖上盖，续煮 20 分钟至熟。

4. 揭盖，加入冰糖，搅拌至溶化即可。

【功效】百合含有蛋白质、脂肪、淀粉、矿物质等营养成分，具有养心安神、清心除烦等作用，还能调理因热病导致的睡眠不安、多梦易醒等情况。

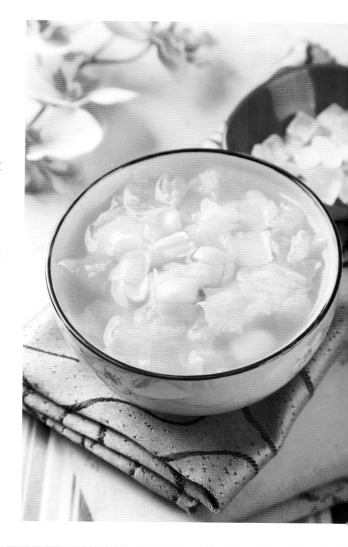

日常生活小贴士

1. 保持心理平衡。更年期的女性心理比较脆弱，但每个女性都要经历这个特殊时期，一定要客观地正视这个现实，还要注意调整好人际关系。

2. 适当补充钙。因为更年期时雌激素减少，可导致胃肠道对钙的吸收减少。建议喝含钙量高的牛奶，如果对牛奶过敏，可以补充钙剂。

前列腺炎

前列腺炎是成年男性常见的泌尿生殖系统疾病，是由多种复杂因素导致的前列腺炎症。前列腺炎属中医学中的淋证、癃闭范畴。多由于下焦湿热，膀胱泌别失职；肾阴亏虚，阴虚内热，热移膀胱，清浊不分；脾虚气陷，精微下渗；肾阳不足，失于固摄所致。病位在下焦，主要涉及肾、膀胱、脾等脏腑。急性期以清理下焦湿热为主，慢性期以健脾补肾、分清别浊为主。

典型症状

1 湿热下注
尿频、尿急、尿痛，尿道口时有白浊溢出，伴身重乏力，口黏，大便黏腻不爽，舌红，苔黄腻，脉滑数。

2 脾虚下陷
尿滴白，尿意不尽，尿后余沥，兼劳累后加剧，伴有神疲乏力，面色萎黄，舌淡苔薄白，脉细弱。

3 肾气不足
尿滴沥不尽，兼腰膝酸软，小腹隐痛，畏寒怕冷，四肢不温，舌苔白，脉沉弱。

腹部按摩调理方法

Step1 选取穴位

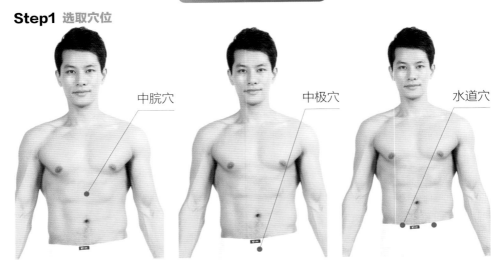

中脘穴 　　中极穴 　　水道穴

Step2 主要手法：一指禅推法、拨法、摩法

实际操作

① 搓热掌心覆盖在肚脐上进行摩动，操作 3 分钟。

② 用一指禅推法推按中脘穴，操作 2 分钟。

③ 用拨法拨动中极穴处的肌肉，操作 2 分钟。

④ 用摩法摩动水道穴，操作 3 分钟。

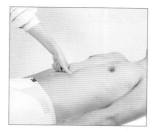

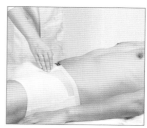

注意： 每次 10 分钟左右，每日 1 次。按摩操作结束后可选择用艾灸灸治以上穴位，每穴操作 10 分钟。

Step3 其他部位辅助穴位

点按大肠俞穴、命门穴、丰隆穴和曲泉穴，分别按摩 2 分钟，以穴位有酸胀感为度。

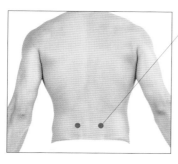

大肠俞穴

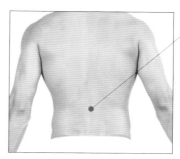

命门穴

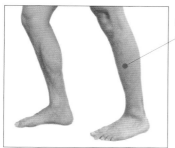

丰隆穴

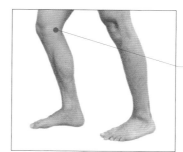

曲泉穴

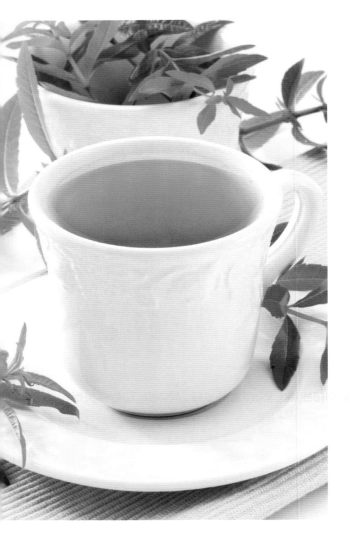

莲花甘草清腺茶

【原料】

绿茶 2 ~ 3 克，莲花 15 ~ 25 克，甘草 5 克。

【做法】

1. 将莲花与甘草洗净，备用。

2. 将洗净的莲花、甘草放入锅中，加水 300 毫升，煮 15 分钟至药材析出有效成分。

3. 关火，在煮好的药汁中加入绿茶，冷却后分 3 次服用，每日 1 剂。

【功效】莲花清心凉血、解热解毒；甘草用于脾胃虚弱，倦怠乏力。以上食材配伍泡茶饮用，能利尿通淋，抗菌消炎，对初起的排尿不适，或有烧灼感、尿频、尿急、尿痛等症状有良效。

日常生活小贴士

1. 注意自我保健，加强身体锻炼，预防感冒，积极治疗身体其他部位的感染，提高机体抗病力。

2. 清淡饮食，禁酒及辛辣刺激之物，以免引起前列腺充血。

3. 每日睡前热水坐浴，定期进行前列腺按摩，可促进血液循环，有利炎性分泌物排出。

NO. 16 阳痿

阳痿即勃起功能障碍，是指在企图性交时，阴茎勃起硬度不足以插入阴道，或阴茎勃起硬度维持时间不足以完成满意的性生活。中医认为阳痿的发生多因房事不节，手淫过度；或过于劳累、疲惫；或异常兴奋、激动；或高度紧张、惊恐伤肾；或命门火衰、宗筋不振；或嗜食肥甘、湿热下注、宗筋弛缓而致。与肾、肝、心、脾的功能失调密切相关。

典型症状

1 命门火衰　阳事不举，精稀清冷，面色淡白或黧黑，腰膝酸软，头晕目眩，精神萎靡，畏寒肢冷，耳鸣，舌淡胖，边有齿横，苔薄白，脉沉无力。

2 心脾两虚　阳事不举或举而无力，面色萎黄，食欲不振，精神倦怠，夜寐不安，失眠健忘，眩晕心悸，少气自汗，食少便溏，舌质淡，苔薄白，脉细弱。

3 惊恐伤肾　房事不举，精神抑郁或焦虑紧张，胆怯多疑，闻声惊恐，心悸失眠、噩梦丛生，苔薄白，脉弦细。

腹部按摩调理方法

Step1 选取穴位

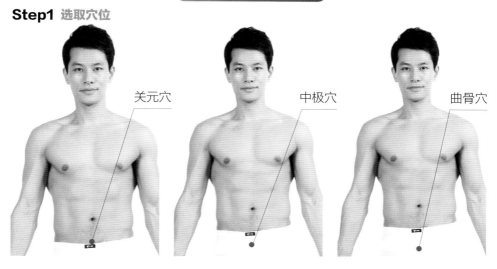

关元穴　　　中极穴　　　曲骨穴

Step2 主要手法: 滚法、点法、推法

实际操作

① 用滚法在肚脐两侧进行滚动，操作 3 分钟。

② 用点法点按关元穴和中极穴，每穴操作 1 分钟。

③ 用推法推按两侧曲骨穴，操作 2 分钟。

④ 用推法在下腹部上横向推动，操作 3 分钟。

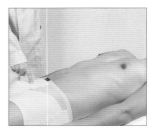

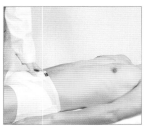

注意: 每次 10 分钟左右，每日 1 次。
按摩操作结束后可选择用艾灸灸治以
上穴位，每穴操作 10 分钟。

Step3 其他部位辅助穴位

点按八髎穴、肾俞穴、命门穴和腰阳关穴，分别按摩 2 分钟，以穴位有酸胀感为度。

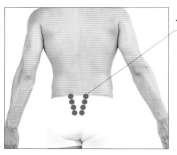
八髎穴

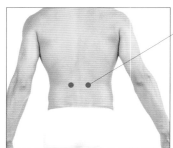
肾俞穴

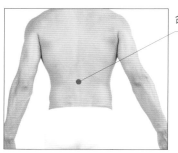
命门穴

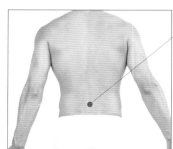
腰阳关穴

丝瓜竹叶粥

【原料】

鲜竹叶 30 ~ 45 克，丝瓜 15 ~ 30 克，
粳米 50 ~ 100 克，砂糖少许。

【做法】

1. 将竹叶清洗干净，粳米淘洗干净，
丝瓜去皮切块。

2. 锅中注水，放入竹叶、粳米，大火
煮沸转小火煮约 40 分钟，放入丝瓜块，
煮至熟软。

3. 加入适量砂糖，搅拌均匀，煮至完
全溶化。

4. 盛出煮好的粥即可。

【功效】竹叶可清心泻火、清热利
尿、提高免疫力；粳米具有健脾胃、
补中气。此品用于急性泌尿感染
的热淋尿痛。

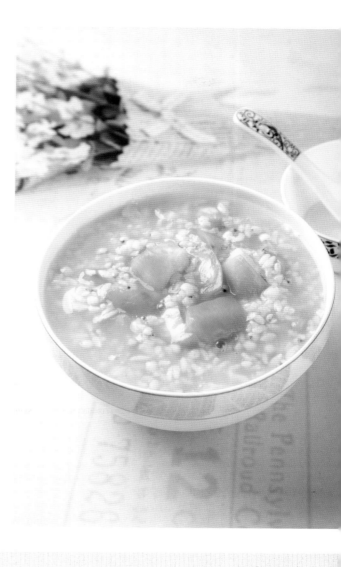

日常生活小贴士

1. 实验证明，夫妻分床，停止房事一段时间，避免各种类型的性刺激，让中枢神经
和性器官得到充分休息，是防治"不举"的有效措施。

2. 身体虚弱，过度疲劳，睡眠不足，紧张持久的脑力劳动，都是发病因素，应当积
极进行体育锻炼，增强体质，并且注意休息，防止过劳，调整中枢神经系统的功能失衡。

NO. 17 ▶ 遗精

　　遗精是指无性交而精液自行外泄的一种男性疾病。中医认为，遗精病位在肾，多由肾气不能固摄所致。肾为先天之本，藏精之所，水火之脏。若所求不遂，情欲妄动；沉湎房事，精脱伤肾；劳倦过度，气不摄精；饮食不节，湿浊内扰均可使肾不固摄，精关失守而致遗精滑泄。肾虚不固、心脾两虚者益气养血、补虚固本，阴虚火旺者育阴潜阳、护肾摄精。

典型症状

1 **肾虚不固**　　遗精频作，甚则华精，面色无华，头晕目眩，耳鸣，腰膝酸软，畏寒肢冷。

2 **心脾两虚**　　遗精常因思虑过多或劳倦而作，心悸怔忡，失眠健忘，面色萎黄，四肢倦怠，食少便溏。

3 **阴虚火旺**　　梦中遗精，夜寐不宁，头晕头痛，耳鸣目眩，心悸易惊，神疲乏力，尿少色黄。

腹部按摩调理方法

Step1 选取穴位

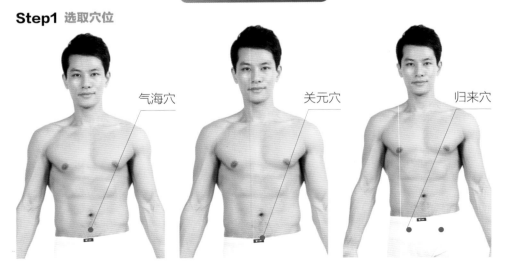

气海穴　　关元穴　　归来穴

Step2 **主要手法：摩法、滚法、推法**

实际操作

① 用摩法绕着肚脐摩动下腹部，操作 3 分钟。

② 用滚法滚压气海穴和关元穴，每穴操作 1 分钟。

③ 用推法推按两侧归来穴，操作 2 分钟。

④ 用推法从上腹部推向下腹部，操作 3 分钟。

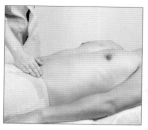

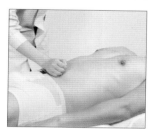

注意： 每次 10 分钟左右，每日 1 次。按摩操作结束后可选择用艾灸灸治以上穴位，每穴操作 10 分钟。

Step3 **其他部位辅助穴位**

点按神门穴、太溪穴、肾俞穴和腰眼穴，分别按摩 2 分钟，以穴位有酸胀感为度。

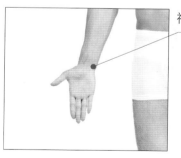
神门穴

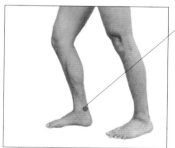
太溪穴

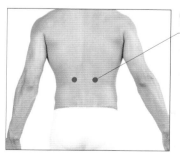
肾俞穴

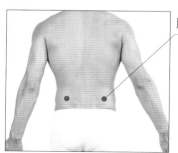
腰眼穴

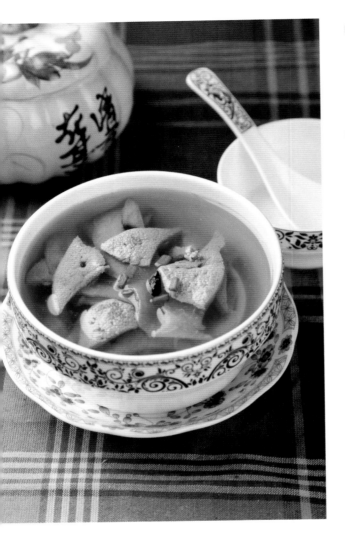

白果覆盆子猪肝汤

【原料】

白果 90 克，覆盆子 20 克，猪肚 400
克，姜片、葱花各少许，盐 2 克，鸡
粉 2 克，料酒 10 毫升，胡椒粉适量。

【做法】

1. 砂锅中注水烧开，放入切好的猪肚，
淋入适量料酒，氽水后捞出。

2. 砂锅中注入适量清水烧热，放入洗
净的白果、覆盆子，撒入姜片。

3. 倒入氽过水的猪肚，淋入少许料酒。

4. 盖上盖，烧开后用小火再炖 1 小时。

5. 揭盖，放入少许盐、鸡粉、胡椒粉
调味，盛入碗中，撒上葱花即可。

【功效】覆盆子临床上用于治疗尿
频、遗尿，常配桑螵蛸、益智仁、
芡实等，效果较显著。

日常生活小贴士

1. 患者首要消除杂念，不看色情书画、录像、电影、电视，戒除手淫。适当参加体育活动、
体力劳动和文娱活动，增强体质，陶冶情操。

2. 遗精时不要中途忍精，不要用手捏住阴茎不使精液流出，以免败精贮留精宫，变
生他病。遗精后不要受凉，更不要用冷水洗涤，以防寒邪乘虚而入。

NO. 18 早泄

　　早泄是指性交时间极短，或阴茎插入阴道就射精，随后阴茎即疲软，不能正常进行性交的一种病症，是一种最常见的男性性功能障碍。中医认为早泄常因房事不节或手淫过度，致肾气亏虚、肾阴不足、相火妄动或湿热下注、流于阴器；肝气郁结、疏泄失职；或大病、久病、思虑过度，致心脾两虚、肾失封藏、固摄无权而引起。

典型症状

1 肾虚不固　　泄后疲乏，腰膝酸软，性欲减退，伴有形寒肢冷，精冷，夜尿多或尿少浮肿，尿色清，或余沥不尽，面色苍白或枯槁无华，舌淡嫩有齿痕，苔白滑，脉沉细。

2 心脾两虚　　射精过快，性欲减退，形体消瘦，肢体倦怠，面色少华，心悸气短，失眠多梦，自汗乏力，食少便溏，舌质淡，苔薄白，脉细弱。

3 阴虚火旺　　阴茎易举，不耐持久，口干咽燥，虚烦难眠，头晕目眩，腰膝酸软，五心烦热，潮热盗汗，舌红，少苔，脉细数。

腹部按摩调理方法

Step1 选取穴位

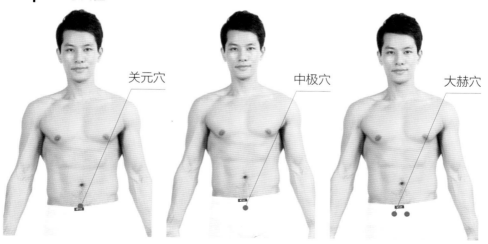

关元穴　　　　中极穴　　　　大赫穴

Step2 主要手法：滚法、按法、推法

实际操作

① 用滚法在肚脐两侧进行滚动，操作 3 分钟。

② 用按法按压关元穴和中极穴，每穴操作 1 分钟。

③ 用推法推按两侧大赫穴，操作 2 分钟。

④ 用推法从上腹部推向下腹部，操作 3 分钟。

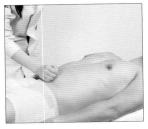

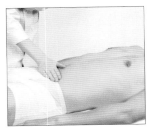

注意： 每次 10 分钟左右，每日 1 次。按摩操作结束后可选择用艾灸灸治以上穴位，每穴操作 10 分钟。

Step3 其他部位辅助穴位

点按涌泉穴、环跳穴、志室穴和膀胱俞穴，分别按摩 2 分钟，以穴位有酸胀感为度。

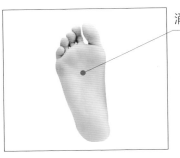
涌泉穴

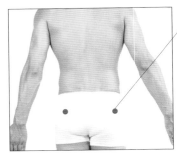
环跳穴

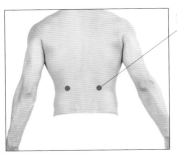
志室穴

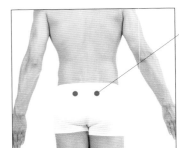
膀胱俞穴

茯苓枸杞茶

【原料】

茯苓 100 克，枸杞子 50 克，红茶 6 克。

【做法】

1. 将枸杞子、茯苓清洗干净。

2. 锅中注入适量清水，放入茯苓，煮约 15 分钟至药材析出有效成分，加入枸杞，煮 3 分钟后关火。

3. 将红茶放入锅中，盖上盖，泡约 3 分钟。

3. 将煮好的茶倒入杯中即可。

【功效】枸杞子甘平，能补肾益精；茯苓甘淡，能健脾利尿；红茶能利尿提神，是治疗小便不利的理想饮料。三者配伍煮茶，经常饮用，有助于治疗早泄。

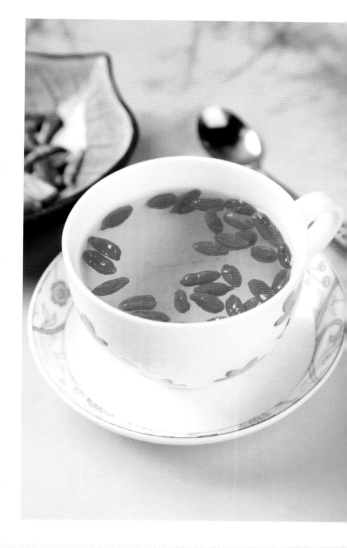

日常生活小贴士

1. 患者要处理协调好人际关系、家庭关系，以及夫妻关系，保持心情舒畅，努力营造好温馨、良好的家庭氛围和幽静的性生活环境。

2. 注意生活要有规律，加强体育锻炼，如散步有益于自我心身健康和精神调节。

3. 偶然出现早泄，女方理应安慰、谅解、关怀男方，温柔体贴地帮助男方克服恐惧、紧张、内疚心理，切忌埋怨、责怪男方。

NO. 19 不育症

不育症是指正常育龄夫妇婚后有正常性生活，在一年或更长时间内未采取避孕，却未生育。无论是性器官解剖或生理缺陷，还是下丘脑－垂体－性腺轴调节障碍，都可以导致不育。中医学认为，不育症与肾、心、肝、脾有关，尤其与肾的关系最为密切，多由于肾精亏虚、气血不足、肝瘀血瘀和湿热下注等因素而致精少、精弱、精寒、精薄、精瘀等。

典型症状

1 肾精亏损　　精液量少，或死精过多，或精液黏稠不化，精神疲惫，腰膝酸软，头晕耳鸣。

2 肾阳不足　　精冷不育，小腹冷痛，腰膝酸软，畏寒肢冷，面色无华，小便清长，舌淡胖，边有齿痕，苔薄白，脉虚无力。

3 气血虚弱　　面色萎黄无华，少气懒言，体倦乏力，心悸失眠，头晕目眩，食少便溏，舌淡苔白，脉细弱。

腹部按摩调理方法

Step1 选取穴位

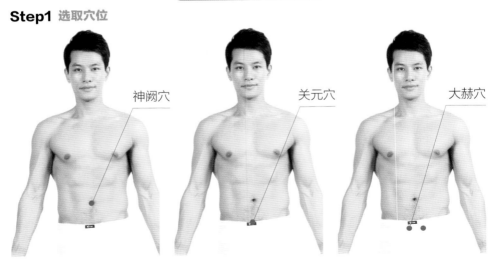

神阙穴　　　　关元穴　　　　大赫穴

Step2 主要手法：一指禅推法、摩法、拨法

实际操作

① 搓热掌心覆盖在神阙穴上进行摩动，操作 3 分钟。

② 用一指禅推法推按关元穴，操作 2 分钟。

③ 用拨法拨动大赫穴处的肌肉，操作 2 分钟。

④ 用摩法摩动腰部两侧肌肉，操作 3 分钟。

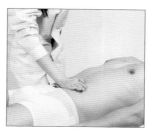

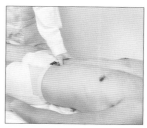

注意：每次 10 分钟左右，每日 1 次。按摩操作结束后可选择用艾灸灸治以上穴位，每穴操作 10 分钟。

Step3 其他部位辅助穴位

点按脾俞穴、命门穴、三阴交穴和足三里穴，分别按摩 2 分钟，以穴位有酸胀感为度。

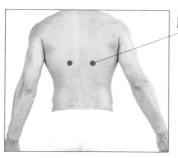

脾俞穴

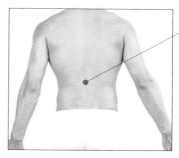

命门穴

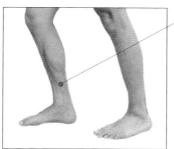

三阴交穴

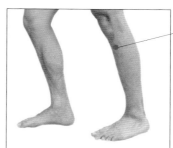

足三里穴

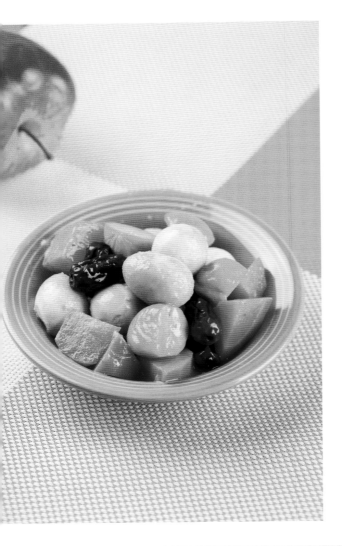

其他调理方法

鹌鹑蛋烧板栗

【原料】

熟鹌鹑蛋 120 克，胡萝卜 80 克，板栗肉 70 克，红枣 15 克，盐、鸡粉各 2 克，生抽 5 毫升，生粉 15 克，水淀粉、食用油各适量。

【做法】

1. 将熟鹌鹑蛋放入碗中，淋入少许生抽，再撒上少许生粉，拌匀，待用。

2. 把胡萝卜切成滚刀块，板栗肉切小块。

3. 油炸鹌鹑蛋和板栗，注入适量清水，倒入红枣、胡萝卜块，放入盐和鸡粉。

4. 煮沸后用小火焖煮约 15 分钟。转用大火，翻炒几下，淋入适量水淀粉勾芡即可。

【功效】鹌鹑蛋所含的蛋白质极易被人体吸收，最适合体质虚弱、营养不良、气血不足的男性食用。

日常生活小贴士

1. 要按时接种疫苗，良好的个人卫生习惯，以预防各种危害男性生育能力的传染病，如流行性腮腺炎、性传播疾病等。

2. 要掌握一定的性知识，了解男性生理特征和保健知识，如果发现睾丸有不同于平时的变化，如肿大、变硬、凹凸不平、疼痛等，一定要及时诊治。

3. 睾丸的最佳工作温度要比人的体温低 1 摄氏度左右，温度高会影响精子的产生。

小儿夜啼

　　小儿夜啼症，常见于1岁以内的哺乳期婴儿，多因受惊或身体不适所引起。主要表现为婴儿长期夜间烦躁不安，啼哭不停，或时哭时止，辗转难睡，天明始见转静，日间则一切如常。中医认为本病多因小儿脾寒，神气未充，心火上乘，食积等所致。婴儿入夜啼哭不安，难以查明其真正原因，请尽早就医治疗，仔细检查体格，必要时辅以有关的实验室检查，以免贻误患儿病情。

典型症状

1　脾脏虚寒　　小儿面色青白，四肢欠温，喜伏卧，腹部发凉，弯腰蜷腿哭闹，不思饮食，大便溏薄，小便清长，舌淡苔白。

2　心经积热　　小儿面红，喜仰卧，手足心热，见灯火则啼哭愈甚，烦躁不安，小便短赤，舌红苔黄。

3　心胆气虚　　小儿口唇、面色乍青乍白，睡中时作惊慌，紧偎母怀，梦中啼哭，声惨而凄。

腹部按摩调理方法

Step1 选取穴位

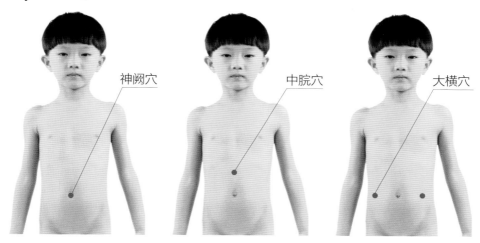

神阙穴　　中脘穴　　大横穴

Step2 主要手法：摩法、揉法、一指禅推法

实际操作

① 搓热掌心覆盖在神阙穴上，顺时针摩腹 3 分钟。

② 用揉法揉按两侧大横穴，操作 2 分钟。

③ 用一指禅推法推按中脘穴，操作 2 分钟。

④ 用摩法从上腹部按摩至下腹部，操作 3 分钟。

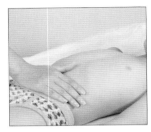

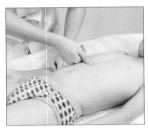

注意： 每次 10 分钟左右，每日 1 次。
按摩操作结束后可选择用艾灸灸治以
上穴位，每穴操作 10 分钟。

Step3 其他部位辅助穴位

点按印堂穴、内关穴、神门穴、膻中穴，分别按摩 2 分钟，以穴位有酸胀感为度。

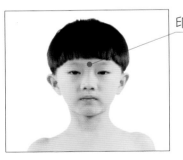

印堂穴

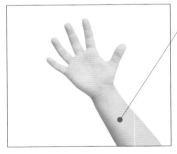

内关穴

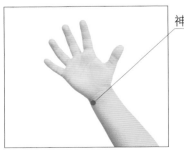

神门穴

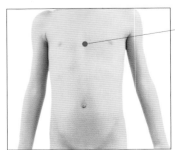

膻中穴

百合莲子粥

【原料】

百合 50 克，莲子（带心）30 克，大枣 3 枚，鸡肉丝 50 克，糯米 100 克，盐适量。

【做法】

1. 将百合、莲子清洗干净，糯米淘洗干净。

2. 锅中注入适量的清水，放入糯米、百合、莲子、大枣，大火煮开转小火煮至食材熟软。

3. 加入鸡肉丝煮熟，放入盐调味即可

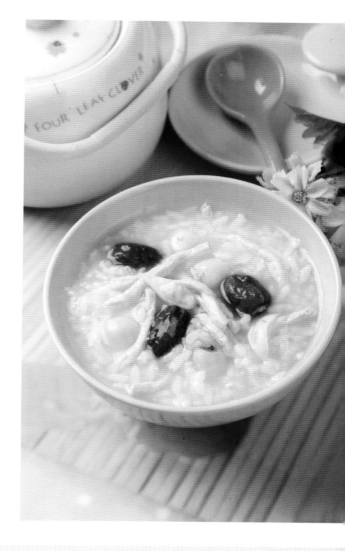

【功效】百合清心安神润肺；莲子补脾益肾、养心安神，二者合用具有润肺清心、安神和中之功效。适用于心阴不足，心热内扰引起的夜啼。

日常生活小贴士

1. 要注意防寒保暖，但也勿衣被过暖；爸爸妈妈应经常摸摸孩子的手脚，如手脚欠暖，说明穿得过少，需适当增加衣服。还可摸摸孩子的颈部，如有出汗，说明孩子太热了。

2. 婴儿无故啼哭不止，要注意寻找原因，如饥饿、过饱、闷热、寒冷、虫咬、尿布浸渍、衣被刺激等，除去引起啼哭的原因。

3. 要给宝宝创造一个良好的睡眠环境，让孩子保持良好心情。

小儿流涎

　　小儿流涎症，俗称"流口水"，是一种唾液增多的症状。多见于 6 个月至 1 岁半左右的小儿，其原因有生理的和病理的两种。病理因素常见于口腔和咽部黏膜炎症、面神经麻痹、脑炎后遗症等所致的唾液分泌过多，吞咽不利也可导致流涎。中医认为本病多由于食母乳过热或嗜食辛辣之物，以致脾胃湿热，熏蒸于口；或脾气虚弱，固摄失职，以致唾液从口内外流。

典型症状

1　脾胃湿热　　　流涎黏稠，口气臭秽，食欲不振，腹胀，便秘或大便热臭黏腻，小便黄赤。

2　脾气虚弱　　　流涎清稀，口淡无味，不思饮食，面色萎黄，肌肉消瘦，倦怠乏力，大便稀薄，小便清长。

腹部按摩调理方法

Step1 选取穴位

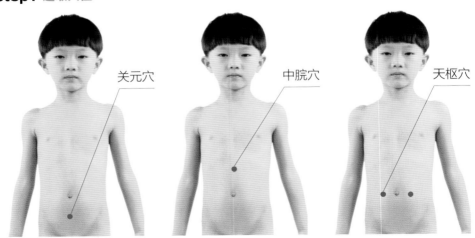

关元穴　　　中脘穴　　　天枢穴

Step2 主要手法：摩法、推法、按法

实际操作

① 搓热手心后在腹部顺时针方向按摩 5 分钟。

② 用拇指自中脘穴向脐两旁分推，操作 2 分钟。

③ 用按法按摩关元穴和天枢穴，每穴操作 1 分钟。

④ 用推法从上腹部推向下腹部，操作 1 分钟。

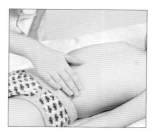

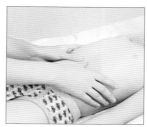

注意：每次 10 分钟左右，每日 1 次。按摩操作结束后可选择用艾灸灸治以上穴位，每穴操作 10 分钟。

Step3 其他部位辅助穴位

点按板门穴、外劳宫穴、承浆穴和足三里穴，分别按摩 2 分钟，以穴位有酸胀感为度。

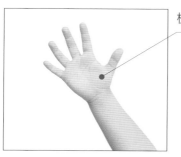

板门穴

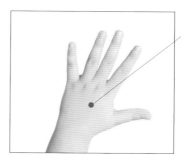

外劳宫穴

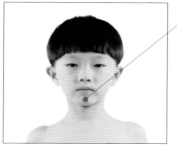

承浆穴

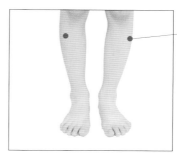

足三里穴

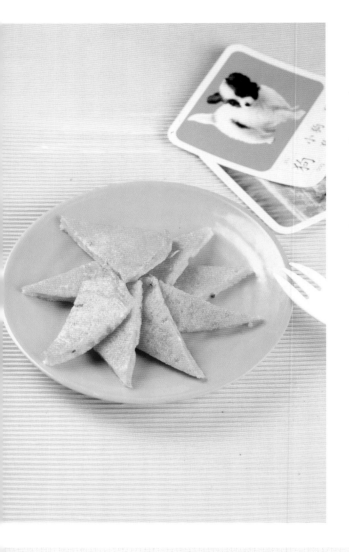

摄涎饼

【原料】

炒白术 20 克，益智仁 20 克，鲜生姜 50 克，白糖 50 克，面粉适量。

【做法】

1. 将炒白术和益智仁研成细末。

2. 把生姜洗净后捣烂绞汁。

3. 将药末同白面粉、白糖和匀，加入姜汁和水和匀，做成小饼，入锅内，如常法烙熟。

【功效】白术具有健脾益气，燥湿利水，止汗的功效，用于脾虚食少、腹胀泄泻、流涎自汗；益智仁具有温脾止泻摄涎，暖肾缩尿固精之功效。两者共同制作成饼，不仅能改善小儿流涎，而且味道鲜美，让孩子吃得香。

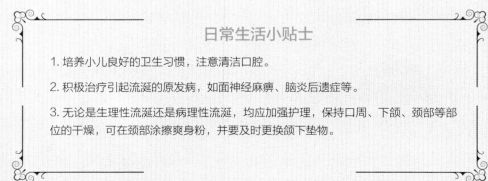

日常生活小贴士

1. 培养小儿良好的卫生习惯，注意清洁口腔。

2. 积极治疗引起流涎的原发病，如面神经麻痹、脑炎后遗症等。

3. 无论是生理性流涎还是病理性流涎，均应加强护理，保持口周、下颌、颈部等部位的干燥，可在颈部涂擦爽身粉，并要及时更换颌下垫物。

小儿厌食

小儿厌食症表现为小儿长时间食欲减退或消失，以进食量减少为其主要特征，是一种慢性消化性功能紊乱综合征。常见于 1～6 岁的小儿，因不喜进食，容易导致小儿营养不良、贫血、佝偻病及免疫力低下等症状，严重者还会影响患儿身体和智力的发育。中医认为本病与小儿体质虚弱或饮食习惯不健康有关。

典型症状

1 脾失健运　　面色萎黄，食欲减退，腹胀腹痛，大便中夹杂未消化的食物，恶心呕吐。

2 胃阴不足　　口干多饮，不喜进食，皮肤干燥，大便干结，小便短赤，舌红少苔。

腹部按摩调理方法

Step1 选取穴位

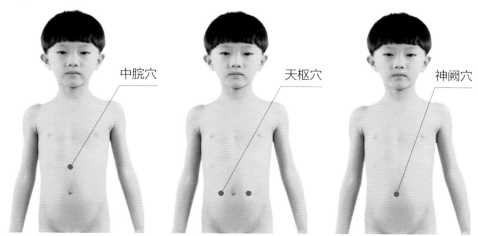

中脘穴　　天枢穴　　神阙穴

Step2 主要手法：推法、按法、摩法

实际操作

① 用拇指指腹从中脘穴一直推到神阙穴，操作 3 分钟。

② 用拇指指腹点按两侧的天枢穴皮肤潮红发热，操作 2 分钟。

③ 搓热双掌放在腹部上，以神阙穴为中心，顺时针揉按 3 分钟。

④ 用摩法从上腹部按摩至下腹部，操作 2 分钟。

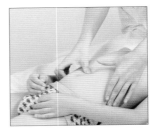
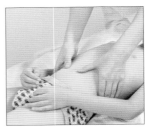

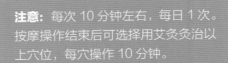

注意： 每次 10 分钟左右，每日 1 次。按摩操作结束后可选择用艾灸灸治以上穴位，每穴操作 10 分钟。

Step3 其他部位辅助穴位

点按天河水穴、胃经穴、四横纹穴和足三里穴，分别按摩 2 分钟，以穴位有酸胀感为度。

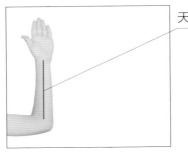
天河水穴

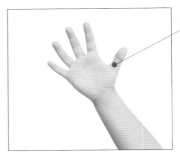
胃经穴

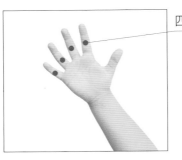
四横纹穴

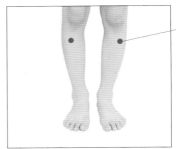
足三里穴

山楂麦芽粥

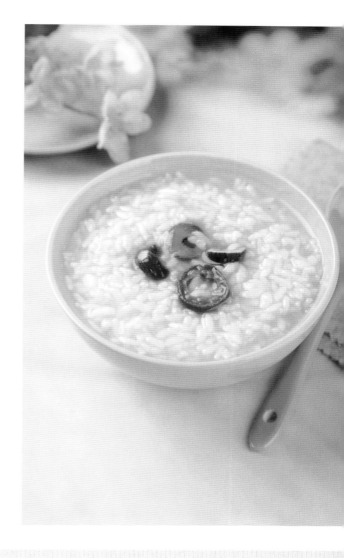

【原料】

生山楂、炒麦芽各8克，粳米50克，盐少许。

【做法】

1. 将山楂、炒麦芽加水煎汁。

2. 再把粳米加入煎出来的汁中，用大火煮开，然后转小火熬煮成粥。

3. 加盐调味，即可食用。

【功效】 山楂中含有的解脂酶对于脂肪类的食物具有很好的消化作用，有效地促进身体中胃液的分泌，这样就极大地提高了消化能力；麦芽有行气消食，健脾开胃的功效。山楂与麦芽和粳米一起煮粥，可以让孩子开胃，缓解厌食的症状。

日常生活小贴士

1. 合理喂养和培养良好的饮食习惯，少吃零食，少饮高热量饮料，定时进食。

2. 积极防治各种感染性疾病，避免滥用药物，增强体质，适当室外活动，保障小儿身心健康成长。

3. 用餐要有固定的地方，有适合孩子的餐具、桌椅，让孩子吃饭集中注意力，坐着吃饭，不能让孩子东跑西跑，边吃边玩。

NO. 23 ▶ 小儿疳积

小儿疳积是由于进食不规律或由多种疾病因素影响所导致的慢性营养障碍性疾病，常见于 1～5 岁的儿童。其主要症状为疲乏无力、面黄肌瘦、烦躁爱哭、睡眠不安、食欲不振、体重逐渐减轻、毛发干枯稀疏等。严重者可影响智力发育。中医认为，疳积是疳证和积滞的总称。积滞是由于小儿伤于乳食，脾胃受损，乳食积聚留滞胃肠；疳证是指气液干涸、身体羸弱，往往是积滞的进一步发展。

典型症状

1 积滞伤脾　　形体消瘦，体重不增，腹部胀满，精神不振，夜眠不安，大便恶臭或秘结。

2 气血两亏　　面色萎黄或苍白，毛发枯黄稀疏，骨瘦如柴，精神萎靡或烦躁，睡卧不宁，啼声低小。

腹部按摩调理方法

Step1 选取穴位

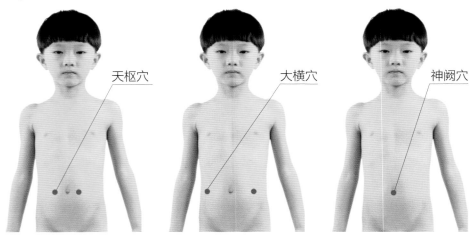

天枢穴　　大横穴　　神阙穴

Step2 主要手法：摩法、揉法、按法

实际操作

① 搓热手心后在腹部顺时针方向按摩 3 分钟。

② 将掌心按在神阙穴上，顺时针揉动 2 分钟。

③ 用推法从天枢穴推至大横穴，每穴操作 2 分钟。

④ 用推法从上腹部推向下腹部，操作 1 分钟。

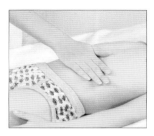

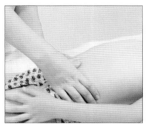

注意： 每次 10 分钟左右，每日 1 次。按摩操作结束后可选择用艾灸灸治以上穴位，每穴操作 10 分钟。

Step3 其他部位辅助穴位

点按脾经穴、板门穴、大肠经穴和外劳宫穴，分别按摩 2 分钟，以穴位有酸胀感为度。

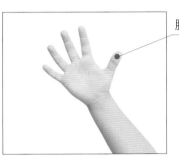
脾经穴

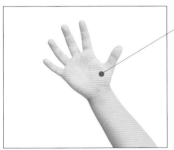
板门穴

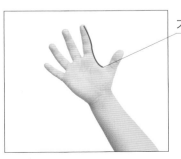
大肠经穴

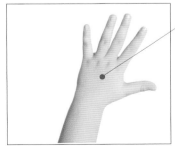
外劳宫穴

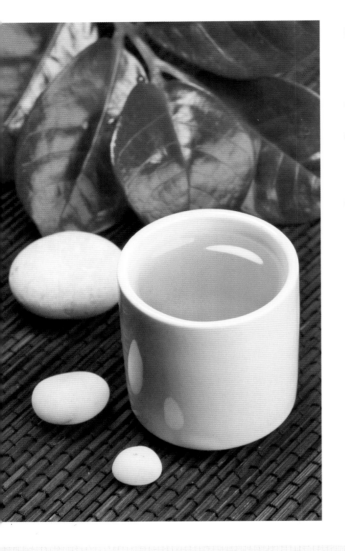

莱菔子散

【原料】

莱菔子 6 克（萝卜籽）。

【做法】

1. 将莱菔子洗净研末。

2. 取一个干净的茶杯，放入莱菔子末，注入适量开水，趁热服用。

【功效】《本草纲目》："莱菔子之功，长于利气。生能升，熟能降，升则吐风痰，散风寒，发疮疹；降则定痰喘咳嗽，调下痢后重，止内痛，皆是利气之效。"莱菔子有消食除胀，降气化痰的功效，常用于饮食停滞、脘腹胀痛、大便秘结、积滞泻痢、痰壅喘咳。本品有消食理气宽中的作用，可以缓解小儿疳积。

日常生活小贴士

1. 提倡母乳喂养，乳食定时定量，按时按序添加辅食，供给多种营养物质。

2. 合理安排小儿生活起居，保证充足的睡眠时间，经常户外活动，呼吸新鲜空气，多晒太阳，增强体质。

3. 纠正饮食偏嗜、过食肥甘滋补、贪吃零食、饥饱无常等不良饮食习惯。

4. 发现体重不增或减轻，食欲减退时，要尽快查明原因，及时加以治疗。

NO. 24 小儿腹泻

小儿腹泻多见于 2 岁以下的婴幼儿，是小儿常见病之一。可由饮食不当和肠道细菌感染或病毒感染引起，以大便次数增多、腹胀肠鸣、粪便酸腐臭秽，或粪质稀薄、水分增多及出现黏液等为其主要临床表现。中医认为小儿脏腑娇嫩，易为外邪所侵，且脾常不足，脾胃负担相对较重，因此调护失宜、饮食不当皆可损伤脾胃，导致本病。

典型症状

1 寒湿泻　　大便清稀多沫或完谷不化，色淡不臭，肠鸣腹泻，面色淡白，小便清长。

2 湿热泻　　腹痛即泻，大便黄褐热臭，里急后重，肛门红热，身有微热，口渴，尿少色黄。

3 伤食泻　　腹痛胀满，泻后痛减，大便量多酸臭，夹杂未消化的食物，口气酸臭，食少，或伴呕吐。

腹部按摩调理方法

Step1 选取穴位

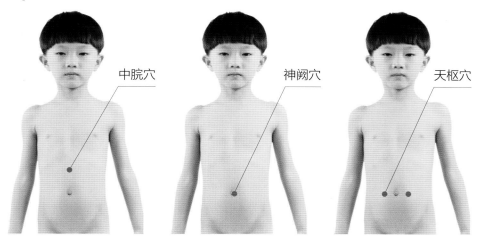

中脘穴　　神阙穴　　天枢穴

Step2 主要手法：揉法、压法、摩法

实际操作

① 用揉法以顺时针方向按揉中脘穴，操作 2 分钟。

② 用压法按压天枢穴，操作 2 分钟。

③ 搓热手心后在神阙穴上顺时针方向按摩 3 分钟。

④ 用摩法从上腹部摩动至下腹部，操作 3 分钟。

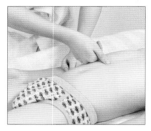

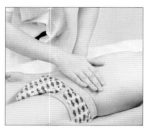

注意：每次 10 分钟左右，每日 1 次。按摩操作结束后可选择用艾灸灸治以上穴位，每穴操作 10 分钟。

Step3 其他部位辅助穴位

点按劳宫穴、脾俞穴、胃俞穴和足三里穴，分别按摩 2 分钟，以穴位有酸胀感为度。

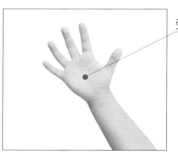

劳宫穴

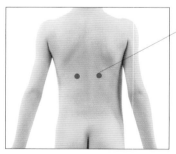

脾俞穴

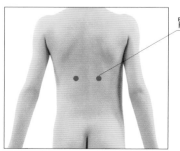

胃俞穴

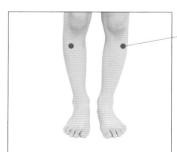

足三里穴

山药莲子糊

【原料】

山药、莲子各 25 克，大米 150 克，冰糖适量。

【做法】

1. 将山药、莲子、大米分别洗净。

2. 将山药、莲子、大米、冰糖放入豆浆机中，注入适量清水。

3. 选择"米糊"选项，机器运转 20 分钟后即成米糊。

【功效】山药具有滋养强壮、助消化、敛虚汗、止泻之功效，主治脾虚腹泻、肺虚咳嗽；莲子具有补脾止泻、益肾涩精、养心安神之功效。常用于脾虚泄泻、带下、遗精、心悸失眠。本品助消化、健脾胃，有缓解小儿腹泻之效。

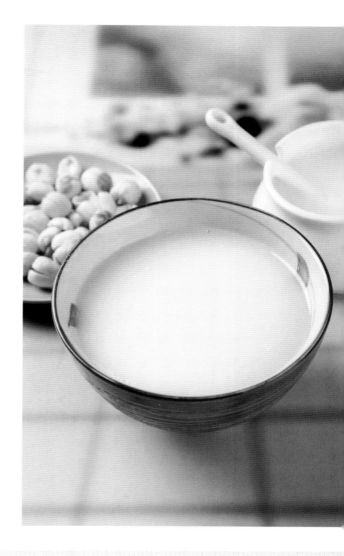

日常生活小贴士

1. 改善个人的卫生习惯，饭前便后洗手。

2. 合理卫生地添加辅食，少吃生冷食物。

3. 发病后宝宝食欲会下降，别着急，这是因为宝宝的胃肠道功能下降，人体出现的自然保护措施，减少食量，以减轻胃肠道的负担。

小儿遗尿

　　小儿遗尿是指小儿睡眠中小便自遗，醒后方觉的病症。多见于 3 岁以上的儿童。若 3 岁以上的小儿一个月内尿床次数达到 3 次以上，就属于不正常了，医学上称之为"遗尿症"，一般是男孩多于女孩。中医认为小儿先天不足，肾气虚弱或脾肺气虚，水道制约失调；或由于肝经郁热导致膀胱功能失常，均可发生遗尿。

典型症状

1 肾气不足　　熟睡时遗尿，面色苍白，智力迟钝，倦怠乏力，肢冷形寒，腰腿酸软，小便清长。

2 脾肺气虚　　睡时遗尿，面色无华，气短自汗，形瘦乏力，食欲不振，大便溏薄，小便清长。

3 肝经郁热　　睡时遗尿，小便短赤，频数不能自忍，性情急躁，手足心热，面赤唇红。

腹部按摩调理方法

Step1 选取穴位

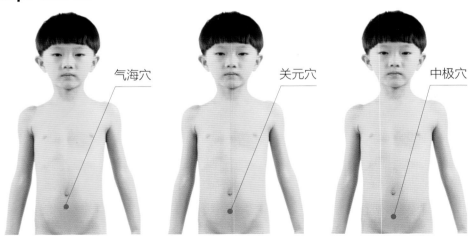

气海穴　　　关元穴　　　中极穴

Step2 主要手法：滚法、摩法、推法

实际操作

① 用滚法在肚脐两侧进行滚动，操作 3 分钟。

② 搓热掌心，用摩法摩动腹部，操作 2 分钟。

③ 用推法从气海穴推至关元穴，再推至中极穴，操作 3 分钟。

④ 用推法从肚脐推向两侧腹部，操作 2 分钟。

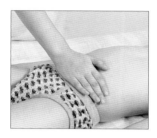

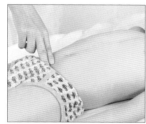

注意： 每次 10 分钟左右，每日 1 次。按摩操作结束后可选择用艾灸灸治以上穴位，每穴操作 10 分钟。

Step3 其他部位辅助穴位

点按百会穴、太溪穴、肾经穴和脾经穴，分别按摩 2 分钟，以穴位有酸胀感为度。

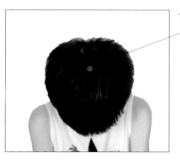

百会穴

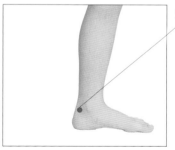

太溪穴

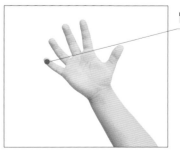

肾经穴

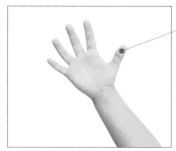

脾经穴

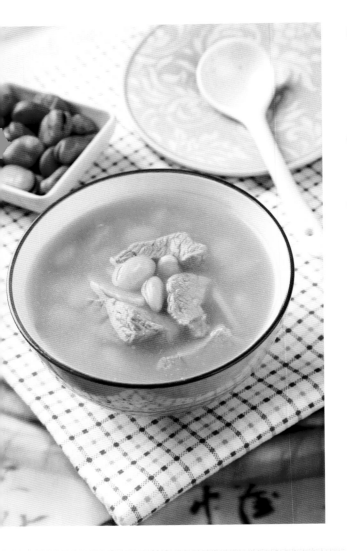

白扁豆瘦肉汤

【原料】

瘦肉 30 克，炒扁豆 15 克。

【做法】

1. 先将瘦肉及白扁豆洗净，瘦肉切成小片。

2. 锅中放入适量水大火烧开。

3. 将瘦肉及白扁豆一起放入锅中，大火烧开后转小火。

4. 煮至瘦肉和白扁豆熟烂即可食用。

【功效】《本草纲目》中有介绍白扁豆"通利三焦，能化清降浊，故专治中宫之病，消暑除湿而解毒也。"白扁豆主治脾胃虚弱、泄泻、呕吐、暑湿内蕴等症状，与瘦肉搭配可以补气健脾，适用于脾气虚弱小儿遗尿。

日常生活小贴士

1. 养成良好的作息制度和卫生习惯，避免过度疲劳，掌握尿床时间和规律，夜间用闹钟唤醒患儿起床排尿 1 ~ 2 次。

2. 白天避免过度兴奋或剧烈运动，以防夜间睡眠过深。

3. 晚饭后避免饮水，睡觉前排空膀胱内的尿液，可减少尿床的次数。

小儿便秘

　　小儿便秘是指患儿1周内排便次数少于3次的病症。新生儿正常排便为出生1周后1天排便4~6次，3~4岁的小儿排便次数1天1~2次为正常。便秘是临床常见的复杂症状，而不是一种疾病，主要是指排便次数减少、粪便量减少、粪便干结等病理现象，通常以排便频率减少为主要症状，多由于排便规律改变所致。

典型症状

1 **虚证便秘**　　大便努挣难下，大便不干，面色无华，倦怠乏力，精神萎靡，嗜睡懒动，食欲不振，小便清长。

2 **实证便秘**　　大便干结难下，便如羊粪，小便黄，面赤身热，食少，口渴多饮，口臭，腹部胀满。

腹部按摩调理方法

Step1 选取穴位

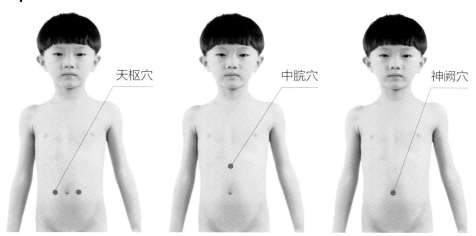

天枢穴　　　中脘穴　　　神阙穴

Step2 主要手法：滚法、摩法、推法

实际操作

① 用滚法在肚脐两侧进行滚动，操作 3 分钟。

② 搓热掌心，用摩法摩动神阙穴，操作 2 分钟。

③ 用推法推按两侧天枢穴，操作 3 分钟。

④ 用摩法按摩中脘穴，操作 2 分钟。

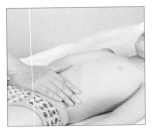

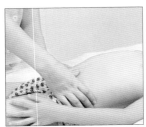

注意：每次 10 分钟左右，每日 1 次。
按摩操作结束后可选择用艾灸灸治以
上穴位，每穴操作 10 分钟。

Step3 其他部位辅助穴位

点按大肠经穴、曲池穴、大肠俞穴和足三里穴，分别按摩 2 分钟，以穴位有酸胀感为度。

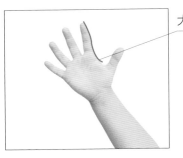
大肠经穴

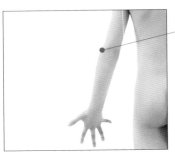
曲池穴

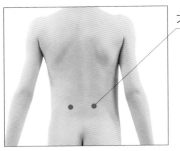
大肠俞穴

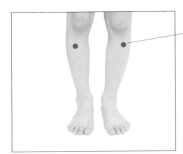
足三里穴

红薯粥

【原料】

新鲜红薯 250 克，粳米 60 克，白糖适量。

【做法】

1. 将红薯（以红皮黄心者为好）洗净，连切成小块，将粳米洗净。

2. 锅中放入适量水，将红薯和粳米一同放入水中，大火煮开后转小火，煮20~30 分钟至成粥。

3. 待粥成时，加入白糖适量，再煮沸两次即成。

【功效】红薯含有大量不易被吸收消化酶素破坏的纤维素和果胶，能刺激消化液分泌及肠胃蠕动，从而起到通便作用。此粥可以补血活血暖胃，而且粗纤维含量多，可改善小儿便秘。

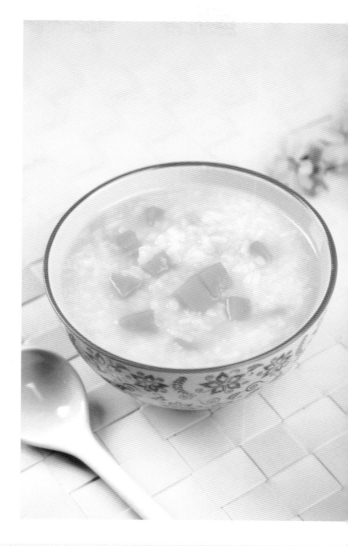

日常生活小贴士

1. 合理喂养，多补充水分和选择含纤维素多的食物，同时养成良好的排便习惯。

2. 无论有无污便，餐后应有充足的如厕时间，这有利于儿童保持排便频率的记忆。让孩子每天早中晚餐选择 2 个时间约 5 ~ 10 分钟，由大人陪伴专心致志地解大便，不得玩耍或看书等。

3. 适当选择促进排便的药物：乳果糖、益生菌、促胃肠动力药等等。

NO. 27 小儿盗汗

小儿盗汗是指小孩在睡熟时全身出汗，醒则汗停的病症。对于生理性盗汗一般不主张药物治疗，而是采取相应的措施，祛除生活中导致高热的因素。中医认为，汗为心液，若盗汗长期不止，心肾元气耗伤将十分严重，多主张积极治疗其本，即健脾补气固本，以减少或杜绝呼吸道再感染的发生。常用的方法有健脾益气、扶正固表、益气养阴。

典型症状

1 气阴不足 — 以盗汗为主，常伴自汗，汗出较多，精神不振，形体消瘦，心烦少寐，或低热，口干。

2 阴虚火旺 — 盗汗为主，头身汗出较多，形体瘦削，烦躁易怒，夜寐不宁，唇燥口干，大便秘结，小便黄。

3 脾胃积热 — 盗汗、自汗并见，头额、心胸、手足汗多，手足心热，病程较短，口臭，食少，或腹胀腹痛。

腹部按摩调理方法

Step1 选取穴位

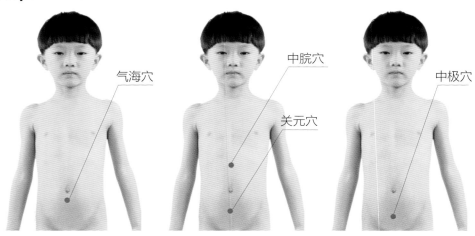

气海穴

中脘穴

关元穴

中极穴

Step2 主要手法：摩法、按法、推法

实际操作

① 搓热掌心，用摩法摩动腹部，操作 2 分钟。

② 用推法从气海穴推至关元穴，再推至中极穴，操作 3 分钟。

③ 用按法按摩中脘穴，力度适中，操作 2 分钟。

④ 用推法从肚脐推向两侧腹部，操作 3 分钟。

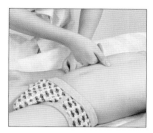

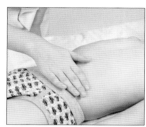

注意：每次 10 分钟左右，每日 1 次。按摩操作结束后可选择用艾灸灸治以上穴位，每穴操作 10 分钟。

Step3 其他部位辅助穴位

点按天河水穴、脾经穴、神门穴和涌泉穴，分别按摩 2 分钟，以穴位有酸胀感为度。

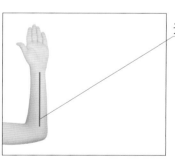
天河水穴

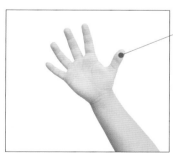
脾经穴

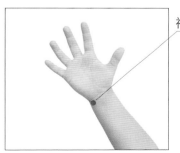
神门穴

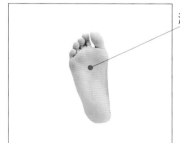
涌泉穴

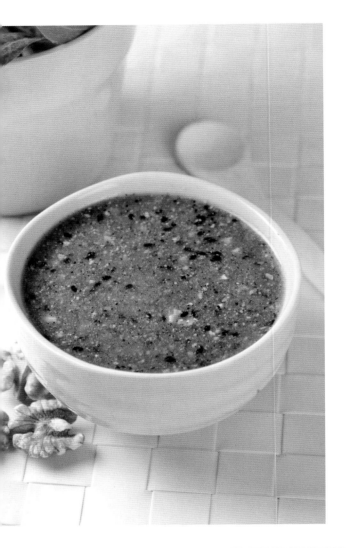

核桃芝麻羹

【原料】

核桃肉 20 克，黑芝麻 15 克（炒香），大米粉 100 克，蜂蜜 30 克。

【做法】

1. 先将核桃肉、芝麻洗净研细末。

2. 锅中注水烧开，放入大米粉、核桃末、芝麻末，煮熟后关火。

3. 加入适量蜂蜜，搅匀即可食用。

【功效】核桃营养价值丰富，有"万岁子""长寿果""养生之宝"的美誉，可补肾、固精强腰、温肺定喘、润肠通便；芝麻有补肝肾益精血、润肠燥、通乳的功效，可用于治疗身体虚弱者。本品可以活血脉、滋养肝肾，经常服用可以治疗盗汗。

日常生活小贴士

1. 有的小儿夜间大汗，是由于室温过高，或是盖的被子过厚所致。冬季卧室温度以 24～28℃为宜，被子的厚薄应随气温的变化而增减。

2. 小儿盗汗以后，要及时用干毛巾擦干皮肤，及时换衣服，要动作轻快，避免小儿受凉感冒。

3. 注意及时补充水分和盐分。白开水加点食盐、糖，糖可以促进水和盐的吸收。